病棟から始める

退院支援・退院調整

の実践事例

編集
宇都宮宏子

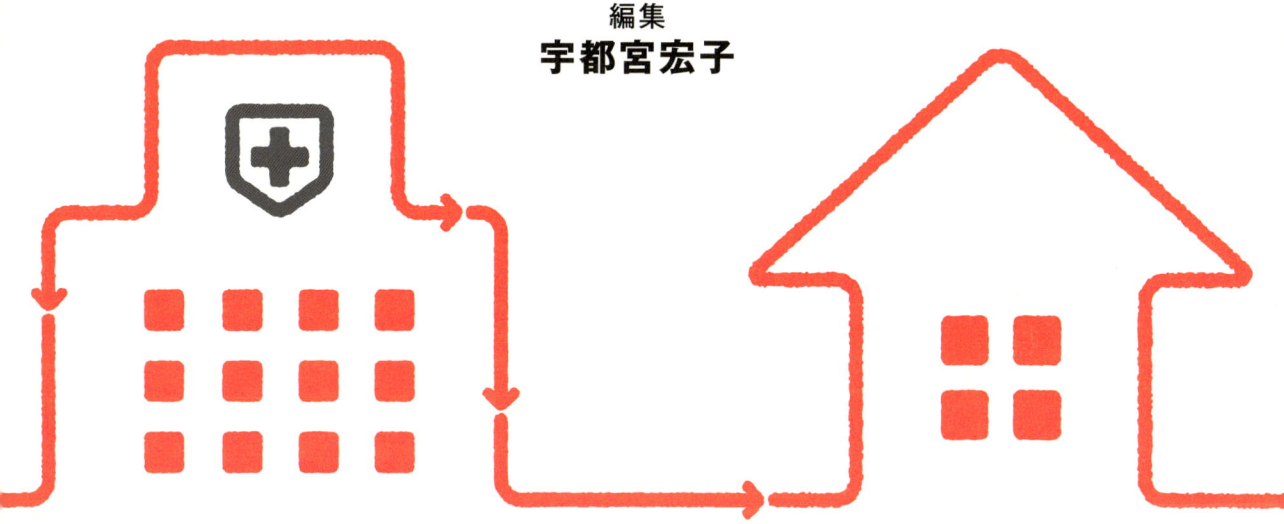

日本看護協会出版会

執筆者一覧

編　集

宇都宮宏子　在宅ケア移行支援研究所宇都宮宏子オフィス代表
　　　　　　（前京都大学医学部附属病院地域ネットワーク医療部看護師長）

執　筆（執筆順）

山田　雅子　聖路加国際大学看護学部教授

宇都宮宏子　前掲

岩瀬嘉壽子　近畿大学医学部附属病院患者支援センター
　　　　　　（前大阪南医療センター地域医療連携室副看護師長）／
　　　　　　退院調整看護師

秋山　正子　株式会社ケアーズ 白十字訪問看護ステーション統括所長

鈴木　樹美　東京大学医学部附属病院地域医療連携部看護師長／
　　　　　　退院調整看護師

宗川千恵子　ＮＴＴ東日本関東病院予防医学センター看護長
　　　　　　（前総合相談室看護長）／保健師

坂本　美鈴　名古屋市立東部医療センター病院整備室主幹
　　　　　　（前名古屋市立東市民病院整形外科病棟看護師長）

原田かおる　高槻赤十字病院看護部看護師長（前退院調整担当）／老人看護専門看護師

山内　真恵　武蔵野赤十字病院看護部外来（前医療連携センター看護係長）

三輪　恭子　よどきり医療と介護のまちづくり株式会社取締役・まちケア事業部部長
　　　　　　（前淀川キリスト教病院地域医療連携センター療養支援課課長）／
　　　　　　地域看護専門看護師

松野　友美　京都大学医学部附属病院看護部管理室副看護部長
　　　　　　（前神経内科病棟看護師長）

田島まり子　佐賀県鹿島市地域包括支援センター主任介護支援専門員（出向）・
　　　　　　祐愛会織田病院（前連携センター師長）／保健師・介護支援専門員

井上有美子　株式会社みずでん訪問看護ステーションらいふ管理者所長
　　　　　　（前京都大学医学部附属病院精神科病棟看護師長）

はじめに

　編者は訪問看護の経験を通して、「人は、病気や障害をもっても自分らしく生きたいと願い、その意思をもつことで、たとえ治らない病気であっても、死に近づく時間と知っていても、前を向く強さをもつことができる」ということを多くの患者や家族から教えてもらいました。

　2006年の医療制度改革では「医療機能の分化・連携を推進することを通じて、地域において切れ目のない医療の提供を実現し、質の高い医療を安心して受けられる体制を構築すること」を掲げており、「病院または診療所の管理者は、当該病院または診療所を退院する患者が引き続き療養を必要とする場合には、保健医療サービスまたは福祉サービスを提供する者との連携を図り、適切な環境下での療養に配慮しなければならない」として医療提供者の責務が追加されています。しかし在院日数の短縮により、生命維持のための医療提供が終了してから退院に向けた指導や準備を始めても退院までに間に合わなくなりました。このような状況で特定機能病院や急性期病院では「転院の流れ」が当たり前のようになってしまい、患者自身が環境の変化についていけません。さらに急性期病院では「病状がどうなっているのか、これからどうなっていくのか、何のための転院なのか」についての説明が不十分なまま転院となり、転院先での目標設定が困難になることも多いのです。24時間体制の入院医療から、医療者のいない、介護者も十分とはいえない生活の場にスムーズに移行し、患者が安心して生活の場に帰れるような退院支援・退院調整のしくみづくりが現在の急性期病院に求められています。

　編者は訪問看護の在宅ケア・在宅医療の知識を活かして、医師が退院決定をした患者が安心・安全な在宅療養へ円滑に移行できるように退院調整を実践しようと、2006年7月に現職に着任しました。ソーシャルワーカーとの協働作業で、今までは大学病院の天井を見てなくなっていったがん患者を在宅での看取りにつなぎ、独居や高齢夫婦、介護が必要な患者でも、医療依存度が高くても、患者・家族と退院後の生活のイメージを共有し、患者もできることは自立に向けて前を向き、在宅サービスをうまく利用することで退院を迎えることができました。当院の医師・看護師たちもこのような成功体験を通じて、もっと早い段階での退院支援、さらに外来通院中からの在宅療養サポート体制をもつことで「入院しなくてよい選択」ができるということに気づいてきました。

　医師が、医療・治療のリーダーならば、私たち看護師は患者が病気や障害をもってどのように生きるか、その生活療養を支えるリーダーであると考えています。病気が今、患者の生活にどう影響しているのか、どんな工夫をすることで自立が可能になるか、安楽につながるか、そしてこれからの病態予測を行い、患者が自分の生活を組み立てていく「自己決定」を支援することが、入院生活の場面において患者のそばにいる看護師の重要な役割です。

はじめに

　当院での実践と同時に、2004年に厚生労働科学研究費補助金厚生労働科学特別研究事業「退院調整看護師養成プログラム作成」にメンバーとして参加し、2006年、執筆者の一人として参加した日本看護協会出版会発行の『ナースのための退院調整』を参考テキストとして、都道府県の看護協会・訪問看護事業協会・医療機関や行政から、退院調整に関する講演・シンポジウムなどで講演する機会を数多くいただきました。それぞれの地域性や医療機関の規模・機能の特長を活かした「退院支援・退院調整のシステム化」について、研修生・研修企画者の方たちと一緒に考え、学ぶ機会を与えていただいたと思います。

　退院支援とは、患者の抱える医療・看護・家族・経済問題を一枚の「生活の場」という絵にすることだと考えています。急性期医療の現場で、退院支援・退院調整を効果的・効率的に展開するために、いくつかのポイントがあります。

　本書は、「第1章 総論」で、編者が当院で取り組んできた6年間の集大成と、平成18・19年の厚生労働省老人保健健康増進等事業「退院準備から在宅を結ぶ看護師等の支援のあり方に関する研究」にメンバーとして参加させていただいた報告も含めて、「急性期病院における退院支援・退院調整のシステム化」についてまとめました。

　また「第2章 疾患別 退院支援・退院調整の事例」は、『ナーシング・トゥディ』に2007年4月から連載された「病棟からはじめる退院支援」に事例を追加してまとめました。退院調整看護師または担当者として活躍している方々に、病棟看護師が主体的に退院支援・退院調整に取り組むために何を行えばよいのか、支援のポイントはどこかを、疾患別の実践事例を通してわかりやすく紹介していただきました。疾患や病院の規模・退院調整部門の位置づけもさまざまな病院での、実際の事例を「第一段階・第二段階・第三段階」に分けて、まとめてあります。医師の退院決定を待ってから動くのではなく、看護師が主体的に退院支援・退院調整にかかわっているプロセスがよくわかります。それぞれの病院のスクリーニングシートや退院支援計画書、院内の支援システムも提示していただきました。また事例に対して山田雅子さん、秋山正子さん、編者のコメントも一言載せています。

　本書は、これから初めて「退院調整」に取りかかる看護師には、実践の参考書として活用していただけるでしょう。また、退院調整はできるようになったが、病棟看護師・医師など院内スタッフとの協働・システム化をどうするか悩んでいる専任看護師にも、自院の課題の解決策が見えてくると思います。一つひとつの事例に患者さんの笑顔が、そこにかかわることができた看護師たちの達成感に満ちた表情が、あなたにも見えるはずです。

　一人でも多くの看護師に本書を手にしていただき、「患者の笑顔に会える退院支援」を実践していただければ幸いです。

2009年1月

京都大学医学部附属病院地域ネットワーク医療部
宇都宮宏子

目次

第1章
総 論　　1

1 退院支援・退院調整をめぐる現状と、看護の位置づけ　　2

1. 退院支援・退院調整をめぐる現状　　2
1) 今、欠如している継続看護　　2
2) 世の中も退院支援・退院調整の重要性を考え始めている　　3
3) 退院支援と退院調整　　4

2. チームとしての取り組みと看護　　6
1) 退院調整と診療報酬　　6
2) 院内における退院支援・退院調整の位置づけ　　8

2 病棟から始める退院支援・退院調整の進め方　　10

1. 三段階プロセスによる退院支援・退院調整のシステム構築　　10
1) これまでの退院支援・退院調整の問題点　　10
2) 解決の糸口　　11
3) 退院支援・退院調整の三段階プロセス　　12

2. 第一段階：退院支援が必要な患者のスクリーニング　　13
1) 退院支援が必要な患者の把握　　13
2) 入院時情報のアセスメント　　16
3) 効果的なスクリーニングのシステム化　　17

3. 第二段階：医療・ケア継続のための看護介入とチームアプローチ　　19
1) アセスメント　　20
2) 院内カンファレンス　　23
3) 本人・家族との退院時のイメージ共有　　24
4) 病棟におけるチームアプローチ　　26

4. 第三段階：
地域・社会資源との連携・調整　27

1) 医療上の検討課題への対応　27
2) 生活・介護上の検討課題への対応　30
3) 退院前カンファレンス　34
4) 退院前の最終調整　36
5) 退院後のフォロー・評価　37

3 院内システムと地域ネットワークの構築　38

1. 院内システム構築の手順　38
2. 地域ネットワークの構築　39

4 退院支援・退院調整に必要な教育・研修　42

1. 病棟看護師の教育・研修　42
   1) 病棟看護師が主体的にかかわるために　42
   2) レベルアップ研修「退院支援」　43
   3) 研修と連動した現場の改善　44
2. 医師への啓発と連携強化　46

第2章
疾患別　退院支援・退院調整の事例　47

1 心疾患患者への退院支援・退院調整　48
心不全の再再発予防と転居に伴う調整

2 呼吸器疾患患者への退院支援・退院調整　64
特発性間質性肺炎による再入院

3 糖尿病患者への退院支援・退院調整　74
複数疾患をもつ独居・後期高齢者の在宅療養移行

4 脳血管障害患者への退院支援・退院調整　88
リハビリテーション病院に転院後、再入院し在宅療養を決心した患者・家族

5 大腿骨頸部骨折患者への退院支援・退院調整　　103
早期リハビリテーションにより自宅へ退院した独居・後期高齢者

6 がん終末期患者への退院支援・退院調整　　116
在宅緩和ケアへ移行した悪性リンパ腫患者

7 がん末期患者への退院支援・退院調整　　130
骨転移によりADL低下し、車いすによる在宅療養へ移行

8 神経難病患者への退院支援・退院調整-1　　146
人工呼吸器を装着し在宅療養へ移行したALS患者

9 神経難病患者への退院支援・退院調整-2　　162
認知症・糖尿病を伴うALS患者

10 重度障害をもつ患者への退院支援・退院調整　　174
福祉サービスの利用に消極的な患者・家族

11 精神科疾患患者への退院支援・退院調整　　192
生活感覚の取り戻しを要する長期入院の統合失調症患者

資料

- 障害者総合支援法と介護保険制度の比較　　208
- 訪問看護の利用　　210
- 特定疾患治療研究事業　　211
- 身体障害者手帳　　212
- 精神科の退院支援への支援制度　　212

索引　　214

本書の診療報酬について
本書において記載している診療報酬は平成26年4月改定に基づいています。

入院中であっても、一時的に自宅等に外泊している際に、訪問看護を利用することが可能です。なお、退院当日の訪問看護は「退院支援指導加算」として評価しています。対象者の拡大と退院後の訪問前に患者が死亡した場合であっても、2012年度からは、さかのぼって請求することが可能となりました。

そしてもう一つは、「特別訪問看護指示加算」に「退院直後」という条件が加わったことを挙げておきましょう。退院直後は病状変化に伴う投薬内容の変更や生活様式の変化などから、落ち着かない変化のある状況がしばらく続きます。その間（2週間まで）は、医療保険による訪問看護が活用できるようになりました。落ち着かない状況だからこそ、事前のケアプランに基づくものではなく、病状や治療についてのアセスメントに基づいて、必要であれば毎日でも看護師が訪問できる仕組みであり、看護連携の具体的な手法として利用してほしいと思います。

上記二つの項目は、訪問看護ステーションが請求できる項目ですが、訪問看護サービス自体は、訪問看護ステーションからのみでなく、医療機関（病院および診療所）に所属している看護師も提供できるサービスです。訪問看護ステーションとの調整時間がとれない場合や、患者の状況が特殊であり医療機関の慣れた看護師が出向く方が適しているような場合など、医療機関の看護師は積極的に病院の外に出かけて行ってほしいと思います。

2）院内における退院支援・退院調整の位置づけ

退院支援・退院調整を効果的に実践するためには、患者が入院してからできるだけ早い時期に治療方針の確認を、すべての入院患者に対して行うシステムを構築すること、あるいは予定の入院である場合には、外来通院中からそのかかわりを始めるためのシステムを構築することが重要です。退院調整看護師養成研修の中で、実際に退院調整事例を受けもった後に事例検討を行いますが、「もっと早期にかかわる重要性を感じた」という感想を述べる看護師が多くいます。何を目的として入院したのか、そして入院中にできることは何で、自宅あるいはリハビリテーション病院などで継続が可能な医療は何なのかを整理して、療養の場を選択するための材料を整えることを入院後早期に行えるシステムを院内に構築することが一つの目標になります。

医師が治療方針を決めてくれないとか、看護師が介護保険のことを理解していないので患者に説明することができないといった状況はありませんか。それをどうするかを考えてみましょう。退院支援・退院調整が必要となる患者を抽出することを目的として、退院支援スクリーニングシートを病院全体で活用することは一つの方法でしょう。しかしその用紙があっても、それが活用されなければ意味がないのです。

たとえば、入院時に書かなければならない記録物はたくさんありますが、その中

に退院支援スクリーニングシートが1枚増えるということは、スタッフナースにとってとても大きなストレスです。事務的にスクリーニングシートを記入したとしても、そこで書かれたこと、そしてそこから導かれた結果が次につながらなければ、やはりその患者に早期に介入することはできません。スクリーニングシートを作成する意味を考えてみてください。退院調整看護師は、たとえ専任で勤務していたとしても、一人ですべての退院支援・退院調整の機能を果たすことはできません。実際には退院支援・退院調整にかかわってくる病棟のスタッフナースや担当医師、医療ソーシャルワーカーたちがチームとしてかかわることができるような仕組み作りをしていくことになります。そこで、スクリーニングシートの意味するところをよく理解して、その流れを院内に根づかせるための工夫を、看護管理者とともに考えて進めていくことが重要です。

退院支援・退院調整を積極的に実践している病院はたくさんあります。そして、それぞれの病院の仕組みはさまざまです。退院調整部門を設置して、そこに看護師と医療ソーシャルワーカーを専任で配置し各病棟にかかわっていく方法、各病棟に退院支援看護のリンクナースを配置して、その看護師が担当する病棟の退院支援・退院調整の課題を整理し対応していくといった委員会組織として動かしていく方法、地域にある訪問看護ステーションの看護師を退院調整看護師として院内に非常勤として位置づけ、その看護師を核として院内システムの構築を図っていく方法、また専任の看護師が配置されなくても、病棟看護師から働きかけることによって多職種チームによる退院支援・退院調整を行っていく方法など、本当に多彩な取り組みが報告されています。

一つ共通して言えることは、退院支援・退院調整を担当する看護師が一人孤独に調整業務を行うのではないということです。患者・家族に対してその役割を果たすことができるのはもちろんですが、それを院内の多くの関係者が理解するよう、そしてそれぞれも退院支援・退院調整を実践することができるように教育機能を発揮すること、彼らが働きやすいように、退院支援・退院調整業務を組織の中に位置づけること、さらに病院の外にいる地域の関係者と密な連携をとるための窓口として機能すること、これらが退院調整看護師に求められています。

退院支援・退院調整を行うことで、今までは帰れないであろうと思っていた患者が家に帰り始めます。地域の資源には課題も多いでしょうが、看護師同士が病院内と地域における活動を共有し協力し合うことで、地域医療の質が全体的に向上していくことを期待しています。退院支援・退院調整を通して、「看護業務でなく看護がしたい」という気持ちをぜひ実現してください。それは皆さんの満足だけではなく、患者・家族のQOLの向上とよりよい医療の実践につながっていくものと確信しています。

2 病棟から始める退院支援・退院調整の進め方

在宅ケア移行支援研究所（前京都大学医学部附属病院地域ネットワーク医療部）
●宇都宮 宏子

1. 三段階プロセスによる退院支援・退院調整のシステム構築

1）これまでの退院支援・退院調整の問題点
　―退院時のイメージを共有すること

　退院支援・退院調整とは、入院患者が適切な期間に適切な医療を受け、退院後も安全な療養が継続できるよう、入院時から取り組む患者・家族へ提供されるケアです。

　退院支援は、患者・家族が退院後の療養生活を自分で選ぶことができるように、その思いを引き出しながら必要な情報を提供していくことと、退院後も医療を継続できるように調整することです。それに対して**退院調整**は、療養を継続していくために必要な環境を整える作業を指しています。（→総論1・4頁参照）

　急性期病院において、患者は何らかの医療が必要になり、しかも外来通院ではその医療を提供できないため入院となります。「入院目的は何か」「入院医療において、医師はどこに目標をもっているか」「入院はどれくらいの期間が予想されるか」、これら入院目的や期間、提供される医療・看護は、「入院診療計画書」に記入され、患者・家族に提示されます。

　しかし、「退院時の目標設定」という点はどうでしょうか。入院時に設定が可能な場合または手術後に設定が可能になる場合もありますが、入院目的や患者の状態によりたとえ予想であっても「退院時の目標設定」を患者・家族に説明を行い、看護師が同席してその内容を患者・家族と共有できているでしょうか。入院医療から「生活の場」である自宅に帰る頃の「退院する頃の状態」のイメージを具体的に言語化して、患者・家族と共有することは、その後の入院中の医療や看護を安全に提供するためにも必要なのです。

　一方、患者・家族は、医療への大きな期待をもち、病院でよい状態へ戻してもらえるという思いをもっています。また、よくならないこと、改善が見込めないこ

とを認めたくないという思いもあります。この場合の患者・家族のイメージする「退院する頃の状態」は、必ずしも医療を提供する側のイメージと一致していないのです。このように、入院時にそれぞれがイメージする「退院する頃の状態」を言語化し共有することができていないことは、その後の治療・リハビリテーション・患者指導、そして退院決定に影響が出てくるのです。

つまり、入院早期から、可能であれば入院決定した外来時から、「生活の場」に帰る頃の状態を見すえて患者にかかわることが大切であり、退院支援・退院調整を効果的に進め、自立した自宅療養生活へとつながるのです。

2）解決の糸口

今までの退院決定は、治療経過をもとに医師が主導で行ってきました。しかし、その退院決定に対して患者・家族から「退院困難」という反応があると主治医や病棟師長はあわて、そして「退院できない理由」に困惑し、病院によってはそのまま医療ソーシャルワーカー（以下、SW）などの相談室へ支援を依頼する——、このようなことが多くないでしょうか。

つまり、多くの医療機関において「退院支援の介入」には、次のような共通の問題がみられ、しかもそれらを解決する糸口もあります。

問題点1　在宅医療移行への支援の取り組みが遅い

解決の糸口　在宅においても継続して医療やケアを受けることができるように、退院支援の必要性に早い段階で気づき、患者・家族・医療チームが退院時の生活イメージ（病気や障害とどう向き合って患者が生活するか）を共有する。

問題点2　退院を困難にしている要因を分析せずに、相談室に転院先を探してもらう（相談室へお任せ）

解決の糸口　患者の退院を困難にしている理由はどこにあるのか、患者の治療経過・病状変化から退院時に継続する医療上の問題（検討課題）や生活・介護上の問題（検討課題）を予測しながら、患者・家族のみで自立が可能か、何らかの在宅サポート体制が必要か、これらをカンファレンスなどを通じて医療チームと患者・家族が継続して検討する。

問題点3　在宅医療・在宅ケアの知識が少ないために、在宅で継続可能な医療やケアに調整・変更することができない

解決の糸口　24時間体制の病院で提供している医療やケアのスタイルを在宅療養で行うことは困難であるため、「他病院への転院」という安易な結論になる。患者にとって目標のみえない転院になると、意欲低下・諦めという思いにつながる。在宅ケアの経験者や在宅事業所に、上記「問題点2・解決の糸口」の定期的なカンファレンスに参加してもらい、生活場面にあったシンプルな医療・ケア

第1章 総論

へ調整・変更する。そして、具体的な社会保障制度や社会資源につなげる調整を行う。

退院支援・退院調整を円滑に進めるためには、これらの三つの解決の糸口を手がかりに、次に示すように退院支援・退院調整のプロセスを時間的な流れから三段階に分けて、院内全体のシステムを構築するとよいでしょう。

3）退院支援・退院調整の三段階プロセス

入院により完全に治癒していく病気は別ですが、退院後もその病気と付き合いながら医療管理や医療処置が続くことが多い時代になりました。患者が病気を理解し、継続する医療管理・処置を患者の生活場面で自立できるようにするためには、

①早い段階で患者と退院後の生活場面をイメージし共有すること
②患者・家族の自立を目指し、医療面のサポートとして訪問看護やかかりつけ医、介護的な問題に対して在宅サービスなどを調整すること

第一段階：退院支援が必要な患者のスクリーニング

入院後48時間以内
・退院支援が必要な患者の早期把握
・病棟看護師から患者・家族と退院について話し始める

第二段階：ケア継続のための看護介入とチームアプローチ

入院2日目～1週間以内
・退院後も継続する医療管理・処置（医療上の検討課題）やADLの低下・リハビリテーションの状況から必要となるケア（生活・介護上の検討課題）をアセスメント
・医療チームによるカンファレンス開催、自立した在宅療養が可能か検討、方向性を決定
・患者・家族と退院する頃の状態のイメージを共有
・病棟看護師が中心になりチームアプローチにより退院支援を展開

第三段階：地域・社会資源との連携・調整

・退院調整看護師と医療ソーシャルワーカーが中心となり、地域の在宅サービスや社会資源との連携・調整
・退院前カンファレンスにより情報の共有・退院後の方向性のすり合わせ
・退院に向けた準備（医療材料、書類など）

図2-1 退院支援・退院調整の三段階プロセス

そしてこれら①②を、患者・家族と一緒に考えていくことが必要です。

すなわち医療の継続、看護の継続という部分に専門的な介入、院内全体のシステムが必要になってきます。治療優先の急性期医療の場面において、入院時から意識的に退院支援・退院調整を行うために、そのプロセスを時間的な流れに沿って三段階に分け（図2-1）、どの段階をだれが、どのような方法で進めるかを、院内全体のシステムとして構築する必要があります。それぞれの病院の規模・機能によって役割を明らかにし、「退院調整専門部門」が効果的に適時に、対象患者に介入ができるシステムづくりを推奨しています。

平成20年度診療報酬改訂において医療機関における「退院調整体制」に対して「退院調整加算」「後期高齢者退院調整加算」が新設され、対象者限定ではありますが報酬評価されました。そして、これらの施設基準は以下のように示されました。

①病院内に、入院患者の退院にかかわる調整（以下「退院調整」という）に関する部門が設置されていること
②退院調整する部門にはその業務について十分な経験を有する（2年以上）専従（週30時間以上退院調整に従事）の看護師または社会福祉士を1名以上配置すること
③その他、退院調整を行うために十分な体制が整備されていること

また退院調整の取り組みとして、次の三つの段階が提示されています。
①医療機関全体として退院困難な要因を有する患者を抽出する体制を整備する。
②患者の同意を得て「退院支援計画」を策定する。
③退院支援計画に基づき患者・家族に退院調整を行う。

この三つの段階は、先に示した『退院支援・退院調整の三段階プロセス』に合致しています。

では、それぞれのプロセスのポイントを確認していきましょう。

2. 第一段階：退院支援が必要な患者のスクリーニング（入院時から48時間以内）

1）退院支援が必要な患者の把握

■スクリーニングシートの活用

第一段階は、早期つまり入院時から48時間以内に、退院支援が必要かどうかを判断するプロセスです。退院支援の必要な患者とは、医療上の課題、生活・介護上の課題が多い場合です[1]。

①再入院を繰り返す患者
②退院後も高度で複雑な継続的医療が必要な患者（末期がん・難病患者など）
③入院前に比べてADLが低下し、退院後の生活様式の再編が必要な患者
④独居あるいは家族と同居であっても、必要な介護を十分に受けられる状況にない患者
⑤現行制度を利用して在宅への移行が困難、あるいは制度の対象外の患者

　これらの患者をもれなく把握するために、病棟看護師が、チェック方式などの簡便な形の「スクリーニングシート」を活用して行うと効率的です。
　京都大学医学部付属病院（以下、当院）では、平成15年から、早期に退院支援

入院時スクリーニングシート

　　　　　　　　　　　　　　　年　　月　　日（入院　　日目）　　担当者：

患者氏名：	性別：男・女	年齢：	
病棟：	診療科：		
病名：	入院目的：		
入院形態	1カ月以内の再入院	緊急	予定
服薬管理ができなくて疾患が増悪した	あり		なし
居住形態	独居・高齢夫婦		その他
介護者	なし（介護意思がない）		あり
介護者の同居	なし		あり
ADL＝機能的評価	要介護		自立
IADL＝手段的日常生活活動	要介護		自立
入院治療によりADLの低下が予想される	あり		なし
認知症	あり		なし
利用している社会保障制度	介護保険・身体障害者手帳・特定疾患　その他（　　　　　）		
利用している社会資源	訪問診療・訪問看護・居宅介護支援事業所・訪問看護・通所介護　その他（　　　　　）		

退院時予想される医療処置

　1：在宅自己注射　　　　　　　　　　2：在宅自己腹膜灌流
　3：在宅血液透析　　　　　　　　　　4：在宅酸素療法
　5：在宅中心静脈　　　　　　　　　　6：在宅成分栄養経管栄養法
　7：在宅自己導尿　　　　　　　　　　8：在宅人工呼吸
　9：在宅悪性腫瘍　　　　　　　　　10：在宅持続陽圧呼吸療法
11：在宅自己疼痛管理　　　　　　　12：在宅気管切開患者
13：在宅肺高血圧症患者　　　　　　14：バルーン留置
15：人工肛門造設　　　　　　　　　16：人工膀胱造設
17：褥瘡等皮膚処置

図2-2　入院時スクリーニングシート　　　（京都大学医学部附属病院地域ネットワーク医療部）

の必要な患者に気づき、退院支援の準備に取り掛かるために「入院時スクリーニングシート」(図2-2)によるチェックを病棟看護師に依頼しました。チェック項目に一つでも該当すれば、病棟から退院調整専門部門である「地域ネットワーク医療部」(以下、医療部)へFAXで連絡、退院調整看護師は電子カルテから一定の情報を確認後、病棟ラウンドをして病棟看護師と〇〇〇について相談するという取り組みをしていました。

たとえば、外科系の病棟から「高齢夫婦」「手術目的入院」にチェックが入ったスクリーニングシートが医療部に届くと、筆者は病棟ラウンドをし、担当看護師に「手術後の合併症の有無やリハビリテーションの進行状況から、在宅サポートや転院によるリハビリテーションの継続が必要かを評価する」ことをアドバイスします。

しかし、日々の担当が変わる急性期病棟の看護師が、退院支援に関する情報を継続して病棟チーム内で意識することはなかなか困難です。退院調整看護師もあいている時間に病棟ラウンドしても、病棟の忙しい時間帯であれば病棟看護師から相談し適切なアドバイスを受ける時間が十分とれず、退院支援は効果的に進みません。第一段階の気づきをどう生かして、継続評価しながら効果的な支援につなげるかが重要です。

■第一段階の気づきを継続評価

第一段階の入院時スクリーニングを行った結果、退院支援の必要性は次の三つに分かれます。
①退院支援・退院調整が必ず必要
②退院支援の必要性は考えられるが、経過を見て判断する
③入院時はまったく予想できなかったが、入院中に状態が変わり必要性がある

このうち、②③を病棟看護師がどのように継続して評価するかが重要になります。

入院患者に対して、退院調整部門が常にかかわることは困難です。②③を継続評価し、治療経過や患者・家族の声にタイムリーに対応して「退院に向けた自己決定支援」を効果的に行うのは病棟看護師のかかわりが重要であり、患者も一番近くにいる看護師を信頼しています。

当院では、病棟看護師が第一段階のスクリーニングや入院時看護情報から退院支援の必要性を判断し、その後、看護チーム内の「退院支援カンファレンス」で経過評価をしながら再アセスメントしています。このカンファレンスに退院調整看護師やMSWが定期的に参加することで、コンサルテーションをしながら病棟看護師をサポートする仕組みをとっています。

第1章　総論

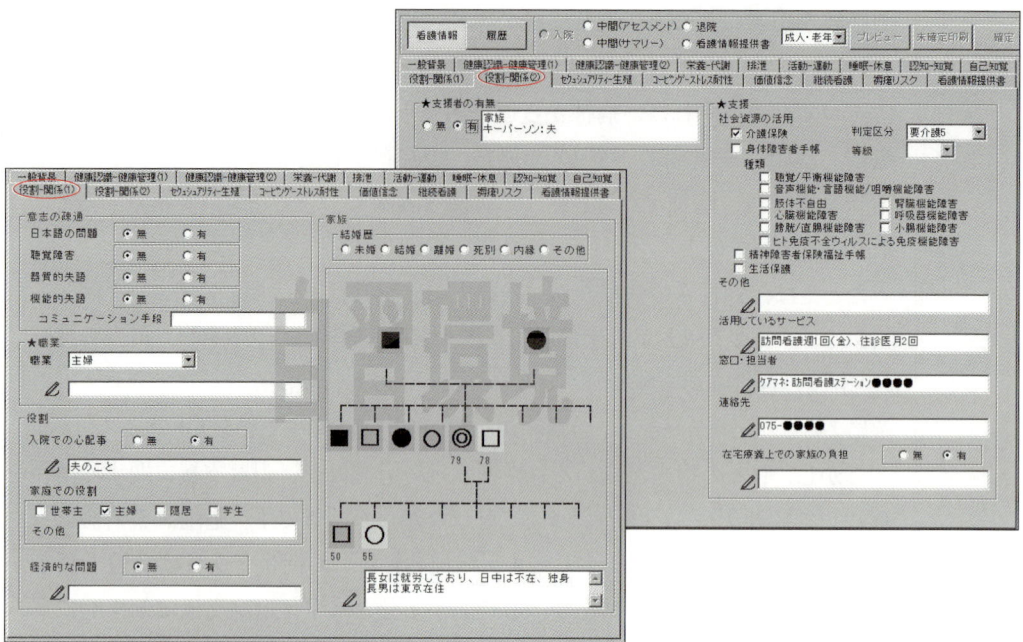

図2-3　看護情報画面（役割・関係）　　　（京都大学医学部附属病院・電子カルテ・看護情報画面）

2) 入院時情報のアセスメント

　退院支援の必要な患者の把握は、スクリーニングシートをチェックすることで終わりではありません。第二段階のアセスメント・退院支援計画の立案・支援の介入に向けて、入院時の「看護情報」や「入院目的」にも注目して情報収集をしましょう。

■入院時情報：既存の看護情報に追加が必要な項目

　既存の「看護情報」の中の退院支援に関係のある項目に注目し、退院支援の視点から、「生活状況」「家族状況」「社会保障制度」について患者・家族から情報収集を行いましょう。

　当院の電子カルテにある「看護情報」を例に、注目する項目とそこから読み取れること、追加して情報収集が必要なことは何かを考えてみましょう（図2-3）。

●入院時情報

生活状況（活動・運動）

　⇒　入院前の生活状況（ADL・IADL）が退院後低下するか

・入院前はどのようなADL・IADLであったか。
・治療が終わって戻る場所はどのようなところなのか。

16

家族状況（役割・関係1）
　⇒　介護や医療管理が必要になった場合のサポート体制
・患者を支えているのは誰なのか（同居・別居も含めて、時間的・物理的）。
・関係性の面からケア提供が可能なのは誰なのか。

社会保障制度（役割・関係2）
　⇒　在宅サービスや社会保障制度の利用状況
・介護保険制度・身体障害者支援制度・特定疾患関連の制度の利用状況、ケアマネジャーや在宅サービスの連絡先など。

　車いすで入院してきても、たとえ独居であっても、在宅サービスを上手に利用して生活している患者も少なくありません。また、すでに要介護状態であっても、本人が在宅サービスを拒否したり、サービスを利用できることを知らずに家族が介護を抱え込んでいる場合もあるので、注意が必要です。

■入院時の目的・入院形態

　入院目的・入院形態から、退院支援・退院調整のアセスメントのポイントがわかります。

① 在宅療養の不安定さからの再入院・緊急入院
　⇒　在宅療養評価

　内服はできていたのか、生活面で負担になっている点はないか、療養上の注意点は理解できているかなど、患者指導（内服・栄養・療養面）を行い、訪問看護やかかりつけ医導入によるきめ細やかなサポート体制を検討する必要があります。

② がん患者で症状コントロール目的の入院
　⇒　症状緩和、自己決定支援（在宅での療養か、入院療養か）

　積極的治療が困難な場合、今後の療養の方向性を患者・家族と調整する必要があります。

③ 難病や慢性疾患で医療管理継続が必要
　⇒　経管栄養や人工呼吸器、インスリン導入、尿路系変更、在宅酸素療法

④ 今回の入院により大きくADL低下が予想される
　⇒　リハビリテーション評価と生活再編の支援

3）効果的なスクリーニングのシステム化

　患者の病態や年齢、そして診療科により、必要な「スクリーニング項目」や「スクリーニングをする時期」に特徴があります。これを上手に利用することで、効果的なスクリーニングシステムが構築できます。

第1章　総論

後期高齢者総合機能評価シート

1. 基本的ADL　　□①排泄に介助が必要
　　　　　　　　□②移動に介助が必要
2. 手段的ADL　　□病棟外の検査・売店・郵便局等に一人で行け用が足せない
3. 意欲　　　　　□自ら挨拶をしたり、スタッフに問いかけができない
4. 認知機能　　　□①簡単な会話ができない
　　　　　　　　□②記憶力に問題がある
5. 情緒　　　　　□ふさぎこんだり、うつ傾向がある

チェックなし⇒問題なし
チェックあり⇒ひとつでもチェックがあれば主治医と対応を検討する。
　　　　★リハビリテーション依頼・認知機能評価・抑うつ状態の評価等

退院困難事例特定シート

Ⅰ．医療上の検討課題
1．退院後も継続する医療管理・処置があり、サポートが必要　　□

　自己注射・経管栄養（鼻注・PEG）・IVH・補液・創処置
　人工肛門・尿路系管理（留置カテーテル・自己導尿・ウロストーマ）
　HOT・人工呼吸器（マスク式・気切下）・CAPD・血液透析
　疼痛管理（麻薬）・ターミナル期・リハビリ継続必要
　再入院（内服管理・生活療養に問題あり）・その他（　　　　　）

Ⅱ．生活介護上の検討課題
　1．看護情報活動・運動から
　　　入院前とADLに大きな変化があり　　□
　2．入院前から介護が必要であったが、サービス利用はなかった　□
Ⅲ．患者背景
1．サポートできる家族がいない（同居・別居を問わず）　□
2．本人・家族の状況から医療管理・生活介護上の支援が必要な可能性がある　□

Ⅰ～Ⅱにどれか一つでもチェックがあり、Ⅲの背景から在宅サービス利用の必要性が予測できる場合、退院支援を検討する。

（京都大学医学部附属病院老年内科・地域ネットワーク医療部共同作成）

図2-4　後期高齢者総合機能評価シートと退院困難事例特定シート

●診療科別スクリーニング項目

　たとえば、整形外科や神経内科・脳外科では「住宅状況」の情報は重要です。家族が付き添ってくる入院時に必ず情報をとるようにするとよいでしょう。経験の少ない看護師でも、もれなく情報が取れるように「スクリーニングシート」を使ってコミュニケーションを展開しています。

　現在、当院で全科共通の評価シートとして利用しているのは「後期高齢者総合評価と退院困難事例特定シート」（図2-4）のみです。各診療科で必要なスクリー

ニング項目を追加して、効果的な退院支援につなげています。

● **評価のタイミングと患者への説明・動機づけ**

　入院後病状の安定が見込まれた後、早期に支援の必要性を評価（スクリーニング）します。

　次の評価のタイミングをのがさず行いましょう。

①入院時
②入院時翌日の患者紹介カンファレンス
③外科系…手術後2、3日目

　合併症がなく安定した時期として、整形・脳外科は、離床リハビリテーション開始後○日目（手術状況や患者の個別性に合わせて設定）

④内科系…入院後1週間以内

　退院支援の必要が予測できたら主治医へ伝え、患者・家族に対して支援介入の必要性を伝える場面を設定します。主治医から「治療計画」を説明するときは、動機づけとしてよいでしょう。

　「○○のような状態が退院後も必要なので、準備を看護師さんと相談して始めてください」と一言主治医からアプローチがあれば、まずは退院というゴールを共有し退院支援の介入がスムーズになります。

　この時点で退院調整部門に支援依頼を出す、または病棟の退院調整担当者が「退院支援計画書」を立案し支援を進めるなど「第二段階」に進みます。もう少し、病状経過やリハビリテーションの状況により支援の必要性を検討する場合は、評価日を設定し、看護計画を立案しカンファレンスで検討を継続します。これが、「退院支援カンファレンス」です。

3. 第二段階：医療・ケア継続のための看護介入とチームアプローチ（2日目以降1週間以内）

　病院という、医療を最優先する環境下で優先的に選択できる医療処置も、生活の場に帰すためには選択できないこともあります。第二段階は入院2日目以降1週間以内に開始する、それぞれの専門職の意見をもとに、本人が望む生活の場に帰れるように「何を優先し、どこを妥協するか」というすり合わせを専門職チームで行う、合意形成のプロセスです。すり合わせの場では、今後どのような病状変化が起こり得るかを予想し、それを患者・家族に説明・共有し、そのうえでどのような方法を選択するかを決めることが必要です。方向性が決まったら、本人・家族への指導・支援を開始します。

1）アセスメント

退院支援に向けたアセスメントは一人の看護師が抱え込むのではなく、受け持ち看護師が中心となって複数のメンバーで検討し、病棟の看護師チームによるカンファレンスやさらに主治医など多職種が参加するカンファレンスへと発展させていきましょう。

■アセスメントの時期

入院後1週間以内にアセスメントを行い、具体的な退院支援の介入が始まることが望ましいのです。第一段階で特定された患者はもちろんですが、入院時には予想できなかった状態の変化により退院支援が必要になることもあります。たとえば入院中の転倒、術後せん妄が継続している、入院時は自立していたが廃用性筋力低下がみられるなど、これらの患者について支援が必要か再検討をする場面が必要です。たとえば、1週間に1回くらいの頻度で退院支援について検討するカンファレンスが設定されると、もれもなく評価できます。

■検討課題の整理

第二段階のアセスメントでは「医療上の検討課題」と「生活・介護上の検討課題」に分けて整理していきましょう（表2-1）。患者の抱える疾患や病態により、退院後のADLやIADLへどのような影響をもたらすか、その視点から課題を分けていきます。

医療管理上の課題は、在宅医療へ移行されます。これらの在宅医療は、在宅療養支援診療所などの在宅医や訪問看護による医療サービスに支えられます。

生活・介護上の検討課題は、電動ベッドや車いすの利用や安全な環境にするための住宅改修、または家事支援・介護支援として訪問介護（ヘルパー）や通所系サービスの利用により支えられます。この生活・介護上の検討課題は、平成12年の介護保険制度導入後は、ケアマネジャーという「専門家」が利用者の課題を総合的にアセスメントし、サービス利用につなぐこととなりました。入院前からすでに介護保険の要介護認定を受けている場合は担当のケアマネジャーと連絡を取り合うことで退院支援・退院調整がスムーズに行えます。

■医療上の検討課題のアセスメント

医療上の検討課題は、24時間体制で医療を提供する病院から、医療者のいない、しかも介護する家族もいない場合もある在宅療養に移行することになるので、そのまま同じ医療が提供ができないのは当然です。すなわちここで、「入院医療か

表2-1 在宅支援アセスメントの項目

1. 医療管理
①病状確認、治療状況、今後の予測
②本人・家人の理解、告知状況、受け入れ状況
③退院後の医療管理のポイント、管理能力の有無
④在宅医療処置内容、セルフケア能力

2. 生活・介護の必要性
①**ADL評価**
・食事：摂取状況、食事の形態
・入浴・洗髪：病棟での支援内容と入院前の状況
・洗面・歯磨き：病棟での支援内容
・更衣・整容：必要な支援
・排泄：排尿；現状（日中・夜間）、退院後どうするか
　　　　　　　尿意・排泄動作の自立度、オムツの形態
　　　　排便；病棟での支援内容
　　　　　　　排便コントロールの有無
・移動：自立度 J・A ⇒ 転倒の危険性に応じて改修の必要性はないか
　　　　自立度 B・C ⇒ 起居動作、座位保持、起立、立位保持、移乗の可能性をポイントに必要な環境
　　　　　　　　　　調整、人的ケアの必要な部分を分析する

②**家屋評価**
・浴室：洗い場の広さ、滑りやすさ、手すり設置
　　　　浴槽の深さ、浴槽への出入り方法
・トイレ：洋式か、手すりはあるか、ウォシュレットはついているか
　　　　　段差はないか
・家屋内移動：玄関段差、患者用の居室の有無（電動ベッドなどの設置場所）
　　　　　　　居室からのトイレ、浴室、食堂などへの移動の問題
★自立度にあわせて、家屋改修の必要性を検討
★退院後、最低必要な箇所を優先して事前改修をする
　（注意！ 改修をして万が一退院できなかった場合全額自己負担）

③**介護力評価**
上記1「医療管理」、2「生活・介護」のアセスメントに基づいて、どの部分で補充が必要か？
ポイント！　●入院前の介護、管理状況の評価
　　　　　　●介護力の問題…身体的、理解力、物理的、社会的な問題

3、患者自身、家族の「どうありたいか」
・どういう生活イメージをもっているか
・病気の理解、予後の受容も含めて「どう生きたい」「どこで看たい」と考えているか
・本人のQOLをどのように保障するか

（京都大学医学部附属病院地域ネットワーク医療部）

第1章 総論

ら在宅医療への移行支援」という医療提供の方法のアレンジが必要になります。ここに病院側で入院中から退院支援・退院調整による対応が求められています。

● アセスメントのポイント

① **病状確認、今後の治療方針、今後の病態予測**

　ここで注意が必要なことは、入院目的になった疾患以外の病気はないか、という点です。たとえば、高齢者の末期がんの患者の場合、心疾患や脳梗塞といった他の疾患が生命予後に影響することもあります。退院後、患者の生活に影響を及ぼすであろう病態を考えましょう。

② **本人・家族にどのように疾患の説明が行われ、どのように理解し受け止めているか**

　患者が自分の症状をどう理解しているのか、今後病態がどうなると理解してい

Point

がん患者の支援から考えてみよう

　当院では、退院支援でかかわる患者の半数以上はがん患者です。

　筆者が着任当初（平成14年）は、多くのがん患者が当院で最期を迎えていました。地域ネットワーク医療部への相談は、「帰りたい」と声に出した患者や「連れて帰りたい」と希望を伝えてきた家族に対して、「在宅ホスピス」への支援依頼としてはまだ少数でした。

　これらの本人や家族が自宅へ帰りたいと願う場合は、アセスメントポイント②が医療者と患者・家族との間で近い状態にあります。本人の「もう何があってもいい、家で、畳の上で死にたい」「治療はいや、子どもたちと一緒に過ごしたい」「夫の世話をしたい、妻としての時間を送りたい」という『どのように生きたいか』という強い思いと決心、そして覚悟があって「家に帰りたい」という願いになります。

　そこで、上記の「アセスメントのポイント」①③④を整理・共有し、必要な支援内容を病院から在宅医療へバトンタッチすることで、スムーズに退院を迎えることができます。

　一方で、他の医療機関から「治療は困難」と言われた進行性の腫瘍や、手遅れの状態で発見されて、すがる思いで大学病院へ訪れる患者もいます。このような場合、外来で医師は「かなり厳しい状況で、完全に治すことはできない、やれる範囲の治療に挑戦してみましょう」という言葉をかけます。そして患者は、もう一度闘う気持ちを奮い立たせ入院してきます。しかし、入院治療を受けた結果、やはり治療はできないとか、効果が期待できるほどではないという説明がされる場面があります。患者にとってつらい話や説明が繰り返され、「これからどうしたらよいのだ…」という葛藤を繰り返します。なぜ、退院支援に看護師がかかわる意味があるのか、それは、病気と闘う場面でいつも患者のそばに寄り添い、患者の声なき声に耳を傾け、支え・励まし続けている看護師だからこそ、患者がこの葛藤から、それでも生き続けるために前を向くための看護を提供できると思うからです。

るのか、また、どこで過ごしたいと考えているのか、これらを確認することが必要です。

③ **退院後も継続する医療管理と、本人・家族の管理能力の評価**

内服管理や療養指導といわれる部分について、病気と付き合っていくために患者・家族がもっている理解状況を評価することが必要です。

④ **在宅医療処置の内容と、本人・家族が自立して行えるか、またどのような支援があれば可能か**

2) 院内カンファレンス

院内カンファレンス（退院支援カンファレンス）は、医療チーム内で収集した情報や患者・家族から面談などを通じて得た情報や意向を多職種間で共有し、退院に向けた課題を明確にして方向性をすり合わせる作業の場です。医療チームのメンバーが忙しい業務の中で行った点の動きを一枚の絵にする場が、院内カンファレンスだと言えます。

当院では、「退院支援カンファレンス」として毎週1回、看護チーム内カンファレンスを開催し、そこに退院調整看護師が参加しいっしょに検討する活動が広まっています。病棟によっては、主治医や病棟医長・リハビリテーションスタッフも交えたチームカンファレンスへと発展させて、医療者間で退院へ向けた情報の共有・方向性の統一を行っています。

●**効果的にカンファレンスを進めるポイント**

① 看護師間で、事前に患者の課題や退院支援に向けてのアセスメントを行っておく。
② 大勢の患者を検討すると時間がかかるので、優先度の高い患者を特定して主治医にカンファレンス参加を依頼する。
③ 病棟医長や診療科長を交えることで、主治医の特性に流されず診療科全体の問題として解決策がみえてくる。
④ リハビリテーション担当者や栄養士、緩和ケアチームなどの関連職種にも参加を呼びかける。
⑤ 定期的にまず始める。退院調整専門部門が参加することを周知徹底し、コンサルテーションの場になるよう位置づける。
⑥ 課題の整理・確認の期限を決め、具体的かつ計画的な支援・介入につながるカンファレンスにする。

退院調整看護師の活動の効果が表れている病院では、退院調整看護師が定期的に病棟カンファレンスに参加するシステムをとっている所が多いようです。退院調整看護師が病棟ラウンドを行っても時間が不定期であると、病棟看護師は「相談

したいことがあるが、今は手が離せない」ということになり、コンサルテーションを受けることができません。退院調整看護師は、業務として上記ポイント⑤に取りかかりましょう。

3）本人・家族との退院時のイメージ共有

院内カンファレンス（退院支援カンファレンス）を通じて、医療チームの退院に向けた方向性が統一されたならば、その結果に基づいて、患者・家族とどのような状態で退院するのか、イメージを共有しながら合意形成を図っていきます。

看護師は、カンファレンスで検討する前段階でも、そしてその後も、患者からの病状に関する質問に答え、症状に対する不安な思いを受け止め、安楽になる方法を提示し、日々のケアを通じて患者と退院時の状態のイメージを共有していきます。「家に帰ってからも、〇〇のように工夫して在宅療養が継続できますよ」と、『現状から退院後の患者の生活を想像』し、患者に自立できる方法の提示ができるかどうかが、退院支援におけるイメージ共有の重要な鍵になると考えています。

●医療上の検討課題

医療上の検討課題については、退院後の医療管理に関連する内容なので、まず主治医からの説明が必要です。そのうえで、患者・家族への指導など看護師としてのかかわりが始まります。高齢化が進み入院患者も高齢者が多い現在、患者への教育・指導も時間がかかるのが現状です。患者との合意形成後、早い段階で指導に入れるように準備しましょう。

●生活・介護上の検討課題

ADL・IADLから考える生活・介護上の検討課題については、入院前の生活状況と比較することが大切です。入院前からすでに要介護状態であり、今回の入院中には変化がない場合、患者・家族は「在宅療養は大丈夫」と思っているのに、入院で初めて患者を看た看護師は大変だと感じて「在宅は大変ですよ」と言ってしまうことがあります。家族は、何とか在宅サービスも利用しつつ、患者の希望に応えていることも多いのです。入院中に看護師や医師から「在宅は大変だから施設を考えたら」と言われると、その方が患者にとってよいのかと考えてしまいます。

「家での生活がいいですね」という言葉をまずは伝えてほしいと思います。そこから患者・家族の言葉で語ってもらいましょう。どのように病気や障害をもちながら生活していたのか、患者の生活を想像し言葉で聴き、そして今後の生活を患者・家族と一緒に創造していくことが退院支援なのです。

自宅は患者にとって慣れた環境なので、病棟でのADLからの予測を超えて可能なことも多く、またその反面危険性も隠れています。リハビリテーションスタッフ

2 病棟から始める退院支援・退院調整の進め方

の意見も踏まえて、機能的にどこが目指せるのか、退院時にどの状態で在宅を目指すのかを医療チーム内である程度の目標を統一し、患者・家族との共有を始めましょう。すでに介護保険で在宅サービスを利用している場合は、ケアマネジャーや訪問看護師から住宅状況・評価を電話などで聞きながらイメージしていくと問題解決の近道です。

退院支援計画書

（患者氏名）＿＿＿＿＿＿＿＿＿＿様　　　　　　　　　平成　　年　　月　　日

病棟（病室）	
病名・状態 （他に考え得る病名）	
支援メンバー	主治医 ・ 病棟看護師 ・ 在宅スタッフ（　　　　　　　） 患者 ・ 家族 ・ その他（　　　　　　　　　　　　）
退院支援計画を行う者の 氏名（下記担当者を除く）	

	退院に向けての問題点	解決のための支援内容
医療上		
生活介護上		

目指す退院先	自宅　利用予定のサービス 　　［在宅医 ・ 訪問看護 ・ ケアマネジャー 　　　電動ベッド ・ 車椅子 ・ その他（　　　　　）］ 　利用制度（ 介護 ・ 自立支援 ・ 難病施策 ） 転院　回復期 ・ ホスピス ・ 一般 ・ 療養 候補病院名［　　　　　　　　　　　　　　　　］ 　　　　　　年　　月　　日　頃

注）上記内容は、現時点で考えられるものであり、今後の状態の変化等に応じて変わり得るものである。

（退院支援計画担当者）　　　　　　　　　　印
退院時期の予想　　　（本人）＿＿＿＿＿＿＿＿＿＿＿＿＿＿＿＿

図2-5　退院支援計画書　　　　（京都大学医学部附属病院地域ネットワーク医療部・H20年作成）

●退院支援計画書

　イメージの共有・合意形成の場面では、退院支援カンファレンスの結果を踏まえて「退院支援計画書」（図2-5）として文章で提示することで、退院に向けてどのような調整が必要かを患者・家族と確認できます。患者は病状も障害も自身のこととして受け止め、生活するために目標を具体化することで、前を向く強さをもっています。それが、家族にとっては受け入れがたい辛いことであっても、患者は自身の人生を大事に生きたいと思うことで、希望に変える強さをもっています。認知症が疑われる状態あっても、患者にも説明をすることは重要です。

　なお、診療報酬「退院調整加算」において「退院支援計画」の内容には、退院困難な要因、退院に関する患者以外の相談者、退院支援計画を行う者の氏名、退院にかかわる問題点・課題など、退院へ向けた目標設定・支援期間・支援概要、予想される退院先、退院後に利用が予想される社会福祉サービスと担当者などが求められています。

4）病棟におけるチームアプローチ

　退院支援計画は、患者・家族と医療チーム（主治医、病棟看護師、退院調整看護師、MSWなど）が「退院に向けて何を準備するか」を書き上げ、計画的に進めるためのものです。当院の計画書は「医療上の検討課題」と「生活・介護上の検討課題」に分けて書き出し、解決策として「何を行うか」「何を準備するか」を書き出します。この時、「誰が」行うかを明確にしましょう。

　たとえば「骨転移による大腿部痛がある」という課題に対して、「主治医」は在宅で可能な疼痛コントロールを緩和ケアチームに相談し調整する、「薬剤師」は患者・家族への薬剤指導を行う、「病棟看護師」は患者の生活動作と疼痛コントロールの評価を行う、「退院調整看護師」は在宅で緩和ケアの提供可能な在宅医・訪問看護ステーションの検索と訪問依頼をする、「リハビリテーション担当」は家屋状況や外出頻度なども評価し生活動作の訓練を行う、というようにチームによる役割分担を明確にします。

　患者・家族が、退院を迎える頃にどのような状態を目標としているのか、それまでに患者自身が何をするのか、たとえば「入院中は看護師がもってきてくれるこの痛み止めを、自分で内服管理をするということ（定期薬とレスキューの違い、麻薬管理の意味など）を理解し実施できることとが目標であり、病状進行により患者が実施できなくなることも想定し家族にも指導を行うことを支援計画書に記載し、医療チームで共有します。在宅ケアを担当するケアマネジャーや在宅医・訪問看護師が退院支援計画書立案時に参加・関与できると、移行もよりスムーズになります。

退院調整看護師は、患者が抱える問題を包括的にとらえ、現在の退院を目指す時期、退院直後、退院後から在宅療養期に、それぞれの時期にどのような状態（医療上および生活・介護上）を目指せるのかを言語化し、患者・家族そしてそれぞれの専門職がいつまでに何を目標に支援・介入を行うのかを具体的に提示し、その後はタイムキーパー的な役割をもち、退院を迎える調整を行います。患者の病態によっては、完全な調整を入院中に行うために「帰れない」という結果になることもあります。患者の「帰りたい」を現実にするために、家族が状況を理解し最低限の準備をしたうえで「覚悟」を決めて退院を迎えるということもあります。

　患者に指導する期間や、在宅側の物品調達・人員確保・訪問日の調整・薬剤発注などから退院調整の時間をどれくらいで行うかを検討し、退院時期を「では1週間後を目指しましょう」と具体的に提示するほうが効率的です。

　病棟看護師は日々患者・家族に接するので、指導状況の評価や病状変化、患者、家族の思いも把握しながら退院調整看護師と進捗状況を報告しつつ、退院準備を進めましょう。

4. 第三段階：地域・社会資源との連携・調整

　第二段階では、退院後も継続する医療やケアに対して、患者・家族による自立を目指してチームによるアプローチや看護介入が行われますが、退院後何らかのサポートが必要と判断した場合、第三段階として在宅サービスとの連携・調整を行います。

　ここでも「医療上の検討課題」と「生活・介護上の検討課題」を分けて整理しましょう。アセスメントし、患者・家族へ情報提供します。さらに、患者・家族の意向も踏まえて在宅サービスの組み立てを提案し、ケアマネジャーに適切に伝えることも、退院調整にこれから求められる重要な役割です。

1）医療上の検討課題への対応

■医療上の管理：かかりつけ医

　退院後も続く医療上の検討課題に対しては、誰がどこで管理するかをマネジメントする必要があります。

　退院後は、病院の外来通院が可能なのか、近隣のかかりつけ医へ通院や訪問診療による在宅医療体制を整える必要があるかを判断をします。患者のADLから判断して通院が可能か、かかりつけ医がいればまずはかかりつけ医に依頼するのかを、患者・家族に確認します。

退院後必要な医療管理の内容によっては、かかりつけ医に依頼できるか、他の在宅医に移行する必要があるかを判断する必要があります。たとえば、末期がんでオピオイドによるがん性疼痛管理が必要な場合は、退院後も処方を依頼でき、痛みの評価やコントロールができる在宅医の存在は、患者の療養生活のQOLに大きく影響します。退院調整看護師から、継続が必要な医療について正確に情報提供することで、安全に在宅療養への移行が可能になります。

■在宅療養指導管理

退院後も医療処置の継続が必要な場合、「在宅療養指導管理」も大事なことです。退院調整に関連する主なものを表2-2に示します。

退院後も医療管理・医療処置が継続することが決まると、まず患者への指導を開始します。患者の年齢や理解力から判断して、家族のサポートも必要と評価すれば、①同居家族や別居家族も含めて家族で協力できる人はいるか、②家族への指導も加えながら、退院直後だけでも訪問看護によるサポートがあったほうがよいか、についてアセスメントします。

●患者・家族への指導内容

ここで大事なことは、まずは「患者・家族による自立」を目指します。しかし、がん末期のように在宅療養が短期間と予測できる場合は、家族の負担軽減や医療職が頻回に訪問可能であることから、訪問看護や在宅医に管理を依頼することもあります。

表2-2　退院支援・退院調整に関連する主な在宅療養指導管理料

・退院前在宅療養指導管理料	・在宅自己導尿指導管理料
・在宅自己注射指導管理料	・在宅人工呼吸指導管理料
・在宅小児低血糖症患者指導管理料	・在宅持続陽圧呼吸療法指導管理料
・在宅妊娠糖尿病患者指導管理料	・在宅悪性腫瘍患者指導管理料
・在宅自己腹膜灌流指導管理料	・在宅悪性腫瘍患者共同指導管理料
・在宅血液透析指導管理料	・在宅寝たきり患者処置指導管理料
・在宅酸素療法指導管理料	・在宅自己疼痛管理指導管理料
・在宅中心静脈栄養法指導管理料	・在宅肺高血圧症患者指導管理料
・在宅成分栄養経管栄養法指導管理料	・在宅気管切開患者指導管理料
・在宅小児経管栄養法指導管理料	・在宅難治性皮膚疾患処置指導管理料

(2014年4月現在)

たとえば、「在宅中心静脈栄養管理」の場合を考えてください。クローン病や腸管の機能障害などのために中心静脈栄養が必要な場合は、患者が自立して長期継続できることが目標です。しかし末期がんでカロリー補充や補液目的に管理が必要な場合、家族は点滴バッグの更新は自立して行う、または入浴時や外出時用にロックすることをマスターし、点滴ルート交換やプライミングは訪問看護や在宅医に依頼する、というように医療管理を家族の負担にならないような工夫が必要です。

このように「どのような指導をして、どこまで自立して行えるか。サポートが必要な部分はどのあたりか」が、まず継続する重要な看護です。

● **衛生材料などの準備**

指導と併せて退院に向けて準備するものは何か、今後在宅に戻ったとき、誰が何を準備するのか、患者・家族が購入するものは何か、購入方法も一緒に検討します。

在宅療養管理指導料を算定している医療機関は、在宅医療に必要な衛生材料（ガーゼ・絆創膏・テープ・注射器）、保険材料（膀胱留置カテーテル・経管栄養のチューブ類）、機器や薬品などを必要分準備・支給しなければならない、と義務づけられています。在宅療養に移ってからの在宅療養指導管理料をどこの医療機関で算定していくか、物品などの支給はどうするかを在宅医と調整することが必要です。「早期退院連携ガイドライン」[2]で提示されている「医療処置管理票」を参照にするのもよいでしょう。

■ **訪問看護**

医療上の課題を依頼する二つ目のサービスが、訪問看護です。

退院後は一番状態も不安定で、患者・家族も不安を抱えています。この病院から生活の場に戻ったときに、必要な医療管理や看護・介護面がマネジメントされ、適切な在宅サービスが連携して導入されていることにより、在宅療養の安定が確保され、ひいては再入院を予防します。退院時の状況から、訪問看護が必要かどうかを判断することは、退院調整看護師の重要な役割です。

● **訪問看護サービスの依頼**

訪問看護サービスを利用する場合、医療保険と介護保険の二つの保険からの給付があり、患者の年齢・疾患・状態によって変わります。訪問看護師にサポートしてほしい点がどこなのか、まずは依頼したい内容を明確にしましょう。

● **訪問看護師との看護連携**

必要なサポートをどのようなケアと一緒に提供できるかということは、病棟看護師だけではイメージしにくいことです。訪問看護師と相談して、一緒に考える場を

設けるとよいでしょう。

　たとえば入院前から訪問看護を利用している場合、「看護サマリー」を入院時に送付している訪問看護事業所が多いので、「今回の入院目的、入院期間、退院時の状態を予想してどのような連携ができるか」を早い段階で連絡しておきましょう。

　介護保険による訪問看護の場合、ケアマネジャーを介して情報提供という流れになることが多いようです。しかし、看護の連携は直接情報をやり取りをすることで、よりスムーズに効果的な連携になります。退院前に「退院時共同指導」という形で訪問看護師が事前に来院し、情報収集を行い、病院主治医や看護師から医療管理上の指示を受けることができます。

　医療管理や医療処置がある末期がんや難病患者の場合は、必ず「退院時共同指導」を設定しましょう。

2）生活・介護上の検討課題への対応

■入院前のADL・IADLと比較

　生活・介護上の検討課題は、ADL・IADLの入院前の状態との比較に焦点を当てて判断しましょう。

●ケアマネジャーとの連携

　すでに要介護認定を受けて担当ケアマネジャーがいる場合は、ケアマネジャーが患者・家族とかかわり、「家屋評価」「自宅での生活状況」「入院前の家族の支援状況」「患者の家族や地域との関係性」などの情報をもっており、入院前の状況と比較できるので、サービスの組み立てがスムーズになります。「今回の入院で低下した内容」について、いっしょに新たなサービスを検討しましょう。

　入院前から介護の必要性があったにもかかわらず、何らかの理由でサービスを利用しないでいた場合、入院を機会にサービス導入を検討することは大切ですが、そのために入院期間が長くなることはできるだけ避ける必要があります。早い段階でケアマネジャーと連携し、「在宅療養生活での課題は何があったか」を確認し、今回の退院時に調整できるよう相談していきましょう。

●患者と一緒に考える

　ADL・IADLから生活・介護上何が必要かを考えるときのポイントは、入院前との比較と病態予測から「どこまで回復可能か」「障害をもちながらでも自律を目指すために、どのような環境整備・人的整備が必要か」について、患者と家族と一緒に考えることです。

　たとえば、医療者側は「歩行困難、移乗自立が目標」としているのに、患者・家族が「入院前のように歩けるまでリハビリテーションをしていこう」と目標設定をしている場合、「トイレへの歩行は無理なのでポータブルトイレへ安全に移乗で

きること」をリハビリテーションの目標に設定することは、共有する作業にはなりません。

「どのような生活を送れるか、送りたいか」を患者と一緒に言語化・具体化して準備する過程が必要です。

■自立の目標設定

介護ケアの組み立て方は、患者の自立度によって異なります。

自宅環境調整とも関連してきますが、まず自立度Aレベルの場合は自力歩行が可能になるので、「転倒予防し、安全な生活動作をどのように保障し、ADLのアップを目指し、活動範囲を広げること」が目標になります。

自立度B・Cレベルになると、ベッド上臥床状態から①寝返り、②起き上がり、③座位保持、④端座位保持、⑤立ち上がり、⑥立位保持、⑦移乗、⑧歩行（数歩）の順で自立を目指す方法をアセスメントし、環境調整や人的サポートを検討していきます。

病棟内では「転倒予防・安全確保」という観点から、どうしても「動いてはいけない」という環境があり、家族はその状態を入院前と比較して戸惑います。しかし、リハビリテーション室の訓練場面では、かなり回復もしていることも多くあります。日々リハビリテーション担当者と情報交換を密にし、訓練状況とベッドサイドケアをリンクさせていくことが重要です。

また、病棟看護師は、ベッド回り動作など患者のADL/IADLに関する看護介入を、本人が能力的には可能であるが転倒・転落防止など安全上の理由から行ったのか、そうではなく能力的にできないために行ったのかがわかるように、情報をアセスメントに盛り込んでおくと、退院支援・退院調整をより実効あるものにできます。

高齢者の場合は、入院前の活動性や筋力によって差はありますが、1週間臥床状態になれば一気に廃用性筋力低下のため歩行が不安定になり、一度でも病棟で転倒しかけると離床センサーマットが敷き詰められ、動かさない環境を作ってしまいます。高齢者の入院生活を守るということは、転倒させない注意と同様に、ADLを低下させない取り組みが必要です。

■ケアの組み立て

在宅ケアは、優先順位を考え、①食事、②排泄、③更衣、④保清、⑤離床、⑥移動の順に一日の流れを組み立てます。

まず、生活に欠かすことができない食事について、準備や摂食に人的サポートが必要な場合は、その時間帯に排泄や更衣といったケアもつけていきます。また、

独居で、モーニングケアとしておむつ交換が早朝に必要な場合、そこに朝食準備やセッティング、後始末、更衣を一緒に組み込みます。

多くのケアが必要となる場合は、病棟における一日のデイリーケアを書き出して、人的サポートの組み合わせを患者と一緒に考える作業が必要です。その経過で、自宅復帰を目指す具体的な機能訓練へとつなげることが大事です。

介護者のいない時間帯で在宅ケアを組み立てる場合、小刻みな派遣より、一定の滞在型の訪問が患者との信頼関係を構築でき、その日の患者の状態を見てケアを提供することが可能になります。なるべく滞在型での訪問が可能になるようなデイリーケアを組み立てることが望ましいです。

Point

ケアのアレンジ

●**排泄**：介護者が不在の場合、日常生活動作を考えるポイントは、まず排泄です。食事や入浴のように予定を立ててサービスを導入することが難しいので、どのような排泄動作が一人のときは安全か、介助者がいるときはリハビリテーションの視点からどこを目指すか、検討していきます。完全におむつでの排泄になると、排尿パターン（高齢者は夜の尿量が多い）や排便間隔を把握したうえで、介護者の負担軽減や汚れた時間を少なくするための工夫をしましょう。

●**食事**：食事摂取動作が可能か、介助がいるか、嚥下に問題はないか、そして食事を作りセッティングするのは誰か、同時に内服介助も検討します。高齢者の場合1日2食という場合も多く、食事回数に合わせた服薬時間の設定を考えることも、病棟では忘れがちな視点です。食事作りと食事介助を同時にヘルパーが毎食行うのは非効率で、まとめて作る方法や配食弁当を併用する工夫も考慮しましょう。また経管栄養になると手技的に「医療処置」とみなされ、ヘルパーでの対応が困難になります*。注入回数も介護状況も考慮して、回数を調整する場合もあります。

*2012年4月から、介護福祉士（2015年度から）および認定特定行為業務従事者認定証を交付された介護職員等は、登録喀痰吸引等事業所（2015年度から）や登録特定行為事業者に所属し、医師もしくは看護職員との連携のもとに、喀痰吸引と経管栄養が実施できることとなった。

●**更衣・保清**：デイサービスやデイケアのような通所サービスは入浴ケアを受けることもでき、一日介護者のレスパイトにもなります。サービス導入当初は拒否傾向であっても、デイサービスの職員に慣れ他の利用者との交流が少しずつ広がると、患者にとっても社会とのつながりももてます。自宅での入浴方法を考えるときは、まずは介助でのシャワー浴から始め、リハビリテーションの進行状況も見つつ、浴槽への出入りの動作評価をします。在宅の現場にまだ理学療法士は少ないですが、動作評価をする場面でリハビリテーションの専門家の意見を聞きながら訪問看護師が安全な方法を確立し、できるようになったらヘルパーへバトンタッチすることで、患者の残存能力を生かし安全な方法が確立できます。

2 病棟から始める退院支援・退院調整の進め方

■生活支援

　入院中に提供しているケアを退院後は誰がどのようにサポートするかを考えるとき、買い物・掃除・炊事は誰がするのか、代行者はいるのかなど、生活支援の検討も抜けないように行いましょう。

　独居や高齢夫婦が多くなっている現在では、入院前は高齢夫婦が何とかギリギリの状態で支え合って生活をしていたのが、今回の入院により生活支援がないと

Point

福祉用具の利用・住宅環境整備

- **●電動ベッド**
- ・リモコン操作で高さ、上体挙上（2モーター）・下肢挙上（3モーター）を調節。
- ・介護保険では要介護2以上がレンタルの対象であるが、肺がんやCOPDなどの病状や医療管理上必要と主治医が意見書を記載すれば、要介護度に関係なくレンタル可能になることもある。
- **●車いす**
- ・自走用と介助用あり。リクライニング対応タイプあり。電動車いすもある。
- ・レンタルの対象についてはベッド同様。
- **●歩行器**
- ・4点歩行器、キャスター付き、固定式、交互式あり。介護保険利用でレンタル料500円程度。
- ・病棟で使用する大きなタイプは自宅では使用できないこともあるが、種類も豊富にある。
- ・歩行器は、体を囲うようなタイプはレンタル対象であるが、いわゆる老人車のようなタイプが自費購入になる（買い物キャスターのイメージ）。
- **●住宅改修**
- ・介護保険の改修費支給対象：①開き戸から引き戸などへの扉の取替、②段差解消、③和式トイレから洋式トイレ変更（元々ある洋式トイレにウォシュレットを付けることは支給対象にならないが、和式トイレからの変更であればウォシュレット付きにすることも対象）、③手すりの取り付け、④滑りの防止および移動の円滑化のための床材変更、⑤その他付帯して必要な工事
- ・入院中に住宅改修工事に着工し、万が一状態悪化により退院ができない場合は、介護保険による支給ができないために、全額自己負担となる。
- ・入院中からすべての工事を進めるより、退院前に最低限の工事を行い、退院後再評価をして工事を進めることも検討する。

例：居室の床材変更やトイレの洋式変更など日常生活に直結する工事は、退院までに済ませたほうがよい。浴室の手すり設置や外出のための玄関段差解消や、庭先のポーチの手すり設置といった工事は、患者が自宅に戻ってから再評価するほうが、実用性の高い改修になる。

33

生活そのものが送れないという状況になることも多くなっています。入院時、家族が遠方からでも訪れる早期に、「退院に向けての準備の動機づけ」をすることが重要です。もし「病院にいてもらう方が安心」「家には帰せない」という言葉が家族から出るならば、急性期医療を提供する場であることや退院に向け準備をする必要性について主治医と一緒にアピールしましょう。

3）退院前カンファレンス

退院前カンファレンスは、退院予定日の1～2週間前に開催します。院内の関係者（主治医、病棟看護師、退院調整看護師）と地域の在宅ケア関係者（在宅医、ケアマネジャー、訪問看護師、訪問介護士など）が一堂に集まり、「退院支援計画書」をもとに、在宅療養の目標や内容のすり合わせを行います。

退院支援や退院調整を行う患者すべてに、退院前カンファレンスが必要であるとは言えません。すでに在宅サービスを利用してケアマネジャーや訪問看護師・在宅医も患者情報を把握しており、今回の入院経過によりADL・IADLに大きく変化がない場合は、電話連絡や書面による連携で十分なこともあります。病院側からの情報をもとに、退院後「サービス担当者会議」として在宅でのケアプラン立案の話し合いをすることで可能な場合もあります。

主に退院前カンファレンスが必要な事例は、①末期がん、②難病患者、③慢性疾患でも新規でサービス利用を検討する患者、④以前のサービスに追加医療管理や介護体制を強化検討する患者、です。退院前カンファレンスにより、課題共有と解決策を検討する場面が必要です。

なお、カンファレンスの場面は参加する職種によって「退院時共同指導料」という診療報酬が付きます。参加者・話し合った内容、決まったことを記録として残し（診療録）、参加者に配布した書類も保管する必要があります。カンファレンスのレジメと診療録で残しておきましょう。

■退院前カンファレンスの効果的な開催
●事前の情報提供

カンファレンス開催の前に、「在宅支援依頼票」（図2-6）などにより出席者に情報を提供しましょう。

「どのような課題に対して、どのようなサポートが可能か」を相談し、ケアマネジャーや訪問看護師側で在宅療養生活のイメージを組み立て、カンファレンスに参加する必要がある他のサービス事業所はないか、カンファレンスに確認・調整する内容が参加者に伝わっての話し合いになっているでしょうか？

カンファレンスで初めて「情報をもらう」場面になってしまうと、そこからいろ

2 病棟から始める退院支援・退院調整の進め方

在宅支援依頼票
〈氏名〉
〈生年月日〉
〈住所〉
〈電話番号〉
〈家族構成〉 〈キーパーソン〉
〈疾患名〉 〈診療科〉　　　　　　　　　　　　〈主治医〉 〈これまでの経緯〉 〈現在の患者状況〉 〈ADL〉 〈患者の意向・希望〉 〈介護者の意向・希望〉 〈住宅支援にむけてのアセスメントと依頼内容〉 《医療上の問題》 《生活介護上の問題》 《今後の予定》
2006年　月　日　担当

図2-6　在宅支援依頼票　　　　　　　　　　　（京都大学医学部附属病院地域ネットワーク医療部）

いろな調整が始まり時間がかかる結果になります。事前に情報提供することにより、カンファレンスが30分から最大1時間までで終了する予定で、何を押さえるための集まりなのかを退院調整看護師がまず整理しましょう。

●参加者

参加者は、本人・家族は参加しますが、末期がんや病状進行に関する情報や看取りの話をする必要がある場合は、「本人を入れる場面」と「本人以外の関係者」

の2回に分けて話し合う工夫が必要です。

「ご病状の経過確認を先に医療者だけで話し合いますので、しばらくお待ちください」というように患者に声を掛け、家族に参加してもらいます。

●進行

①開始時、司会進行をする退院調整看護師は、どのような目的で集まっているか、事前にどのような情報を伝え、退院調整はどこまで進めているかを説明し、参加者でスタートラインを共有する確認を行います。

②まず、医師から医療情報を説明していきます。ここでは病状経過を説明してもらうのではなく、今回の入院で特に伝える必要がある状況と、退院後に注意してほしいポイントなどを簡単に説明してもらい、あとで質問で確認する方がディスカッションになります。

③退院後ポイントになる課題に対して、看護師・リハビリテーションスタッフから（ケアに関する）追加情報を確認し、在宅でそのようなケアの提供ができるかを、患者・家族と確認しながら進めていきます。

④そのうえで、家族や在宅スタッフに「いかがでしょうか」と、具体的な話に広がるように問いかけをしながら進めます。多くの参加者が、何か一つは発言するカンファレンスにすることが大事です。終わってみたら退院調整看護師やMSWが一人で喋っていた、ではカンファレンスの効果がありません。患者・家族にも言葉として表出できるよう支援します。ただ、話がそれてきたときは軌道修正をするのも司会の大事な役割です。

⑤退院前カンファレンスでは、病状や今後の病態予測からくる課題をディスカションすることが大事なポイントです。介護的な課題は関連して検討しますが、生活支援のサポート体制に関する検討、たとえば何曜日のヘルパーが食事作りを担当するとか、デイサービスの送り出しのヘルパーが着替えの準備をするといった細かいスケジュールの調整は、カンファレンス終了後にケアマネジャーを中心に進めていただきましょう。慢性的な病態の場合、退院後生活者になると入院中はできていないことが可能になることもあるので、「退院前カンファレンス」と「サービス担当者会議」は同じ内容にはならないと筆者は考えています。

4）退院前の最終調整

退院日については、在宅サービスの利用が多い場合や医療管理が必要な場合、週末の退院は避けましょう。退院後に在宅医・訪問看護師が臨時で対応することも想定して、週の初めや中旬までの退院が望ましいでしょう。

次に、在宅サービスを利用するために、さまざまな書類の準備が必要です。多忙で担当も日々異なる病棟看護師では、準備がもれてしまうこともあります。退院

までの準備書類や物品などをチェック表にしておくのも一つの工夫です。特に、介護保険における「かかりつけ医意見書」や「訪問看護指示書」、医師間での「診療情報提供書」、在宅サービスを利用するための「診断書」など、退院調整部門で最終確認を行い、サービス導入が遅れないように注意しましょう。

医療管理が必要な患者の退院の場合は、退院日に在宅医の初回訪問が入ることも多く、訪問看護師が退院時間に合わせて自宅で待機し、患者を受け入れる準備を行うことも多いようです。

人工呼吸器や在宅中心静脈栄養など、安全に在宅医療へ移行できるように、在宅スタッフ側はきめ細やかな対応をしています。患者を送り出す病院側も、退院時の移送方法や在宅へ帰ってからのことを考え、準備していきます。

退院後に物品・書類などに不備はなかったか、帰宅後の患者の状態も含めて、「いつでも連絡ください」と、在宅スタッフ側に病院の連絡窓口も提示しておきます。

5) 退院後のフォロー・評価

病院によっては、退院調整部門が退院後訪問を実施して、「退院調整評価」を行っているところも出てきました。可能であれば、訪問看護師やケアマネジャーと同行訪問をすることで、在宅スタッフからより客観的な評価が受けることができるでしょう。院内に訪問診療や訪問看護部門があれば、同行訪問も設定しやすいでしょう。

病院での看護経験しかない看護師が、「退院後訪問」を通じて在宅ケアをイメージできるようになったという意見は、筆者が行っている「退院調整看護師研修」でも多く聞かれます。

同行訪問ができなくても、患者・家族にアンケート調査を行ったり、退院後の様子を電話や外来受診時に聞き取りを行うことも評価方法です。

参考文献

1) 医療経済研究機構：在宅医療移行管理の在り方に関する研究報告. 平成19年度老人保健健康増進事業による研究報告書, 2008.
2) 川越博美, 長江弘子編, 全国訪問看護事業協会監：早期退院連携ガイドラインの活用, 日本看護協会出版会, 2007.
3) 篠田道子編, 全国訪問看護事業協会監：ナースのための退院調整, 日本看護協会出版会, 2006.

3 院内システムと地域ネットワークの構築

在宅ケア移行支援研究所（前京都大学医学部附属病院地域ネットワーク医療部）
●宇都宮 宏子

1. 院内システム構築の手順

　退院支援・退院調整の院内システム構築には、三段階プロセス（→12頁・図2-1参照）に整理して、どの段階を誰が担うのかを院内のシステムとして決める必要があります。病院の規模や組織によりシステム構築の手順は異なりますが、次のステップを押さえながら進めるとよいでしょう。

●ステップ1　情報の収集・分析

　自院の病床数・機能（急性期、亜急性期、療養、回復期、緩和など）、地域における病院の位置づけ、高齢者の占める割合から、年間の退院者総数のうち退院調整が必要となる数を算定します。

●ステップ2　院内の体制作り

　院内体制としては、①専任看護師を配置、②病棟に担当者を置いて対応、③外来看護師が入院決定時に介入し病棟看護師と連携、④地域の在宅ケア関連機関が院内に出張して調整などがあり、どれが効果的であるか検討します。

　すでに退院相談機能をもつ医療ソーシャルワーカーの部署がある場合は、①退院調整看護師を専任で配置し、院内全体の仕組みを作る方法にするのか、②各病棟に退院調整を病棟業務に位置づける看護師を配置し、副管理職やリーダークラスに位置づける方法にするのか検討します。

　病棟配置にする場合は、まず病棟担当者による委員会を作り、定期的に集まって情報交換やお互いのレベルアップにつなげる研修の場を設けましょう。近隣の訪問看護ステーション所長に在宅医療に関する勉強会の講師を依頼したり、在宅医やケアマネジャーを呼んで事例検討会を開催するような、退院調整看護師を支える仕組みは必要です。

　専任で配置する場合は、専任者の組織的位置づけが看護部かどうかは、院内のシステム化に大きく影響することもあります。たとえば「地域連携室」は前方連携の機能強化のために作られた経緯もあり、全国的にみて医事課など事務系の管理

下に置かれている場合も多いです。そうなると看護部としての教育システムや病棟看護師の業務改善につなげる動きがスムーズに進まないことも多いようです。

体制作りで大事なことは「誰が行うか」ということではなく「院内全体のシステムとして効果的な方法」を考えることです。たとえば退院支援プロジェクトチームを組織し、院長、副院長などの医師、看護部、MSW、事務職というように多職種を交えてシステム構築を検討することから始めた医療機関は、成果がとても早く出ているようです。単に専任のMSWや退院調整看護師を配置すればよいということではありません。

● ステップ3　看護部への働きかけ

看護部への働きかけは重要です。しかし、業務開始早々から看護部を巻き込んだ体制作りを進めることは困難も多くあります。当院でも最初の1年は退院調整看護師とMSWが院内を走り回って支援依頼に応える時期でした。

すべての病棟に同じような取り組みをしても、成果が出るとは限りません。退院支援がスムーズに進む病棟は、①看護チームとして看護提供ができている、②医療チームによるカンファレンスが充実している、この二つの共通点があります。つまり、退院支援は病棟の看護チームの看護提供の在り方やチーム医療ができているかということが大きく影響します。

また診療科の特徴により、退院調整の必要な患者の割合や病棟看護師・看護管理者の意識にも差があります。1～2カ所の協力的な病棟をモデル病棟とし、1年間スクリーニングシートを導入する、退院支援カンファレンスに定期的に参加するという取り組みを集中的に行い、支援の評価を行ってみましょう。アウトカム評価としてはすぐには出ませんが、在院日数や再入院率、退院に関する苦情、看護師の退院支援に対する意識調査などを評価指標として分析します。その結果を看護部に提示して行くことから、システム構築に向けた働きかけを行いましょう。

2. 地域ネットワークの構築

■地域の連携先の窓口

第二段階の検討課題に対して第三段階で退院調整を進めるうえで重要なことは、地域のさまざまな社会資源の情報です。

医療上の検討課題に対するサポートの依頼・連携先は、医療機関・在宅医・訪問看護、医療機器や医療材料・衛生材料といった物品のメンテナンス・調達のための事業所、調剤薬局などです。直接サービス提供はしませんが、保健所の保健師との連携も必要です。これらの事業所の情報をもとに、事業所の選択には患者

の居住する場所からの交通手段や訪問にかかる時間も考慮します。患者・家族の希望や意向を重視することはもちろん必要ですが、患者が安心して在宅療養を継続するために対応可能な事業所につなぐことは退院調整看護師の重要な役割です。

しかし、ADL・IADLから考える生活・介護上の検討課題へのサポートとして、介護保険・障害者自立支援法・難病施策などの社会保障制度を活用してサービスを利用する場合は、ケアプランを立てる地域のマネジメント窓口があり、退院調整看護師が直接依頼することは基本的にはできない場合が多いのです。介護保険はケアマネジャーであり、自立支援法は障害担当のケースワーカーが担い、難病施策の場合は窓口が保健所の保健師になっています。退院調整部門はその地域のマネジメント窓口に、患者が退院後どのような継続課題があるか情報提供し、在宅サービスの利用が可能かを相談し、サービス提供事業所との調整を進めてもらうことになります。ケアマネジャーや地域包括支援センター・障害支援担当や保健師といった地域マネジメント窓口の情報を収集し、地域で開催される連絡会や研修会にも積極的に参加して連携強化に努めましょう。

■医療機関・訪問看護の情報収集・データ管理

地域に密着した医療機関の場合は、情報収集の範囲が限定されるが、特定機能病院やがん拠点病院になると患者も広域に広がっているので、すべての情報を事前に集めることは難しいです。当院では、筆者が着任早々に京都府下・関西周辺の医療機関に対して「病院アンケート」として、①転院相談に関する情報（回復期リハビリテーション病棟や緩和ケア病棟の有無・転院依頼する時の流れ）、②在宅医療関連のサービス提供（訪問看護、訪問リハビリテーション、訪問診療の提供）などの医療機関情報を集め、データとして活用しています。情報は日々変わるので、実際に相談をしたときに内容の変更があれば情報の更新を行っています。

●訪問看護

訪問看護の情報は都道府県の訪問看護連絡協議会などが、ステーションリストや事業所の特徴（24時間体制、小児の訪問看護経験の有無など）を整理して、医療機関に提供している所も多いので確認しましょう。

退院調整看護師として今から活動を始めるなら、まず自院の近辺の訪問看護ステーションへの挨拶回りから始めましょう。「退院調整を担当することになった○○です」と自己紹介し、退院調整のコンサルテーションを受けたいということも是非依頼しましょう。すでに訪問看護師指示書が自院の医師から発行されている場合は、サポートしている患者の特徴や病院との連携でステーション側が困っていること、在宅療養支援・退院支援の課題がどこにあるかなどについて、ステーションの所長から意見をもらうとよいでしょう。きっとそこから「まず何をするか」が見

えてきます。

　また、訪問看護ステーションは地域の在宅医の情報を多くもっています。さらに、ステーション同士の連携・協力関係もあるので、是非、地域全体での訪問看護と病院看護のつながりを強化していきたいものです。一人ひとりの実際の退院調整を通じて「訪問看護ステーションマップ」を作るとよいでしょう。

　患者がすでに介護保険サービスを利用している場合は、訪問看護への依頼は基本的に担当ケアマネジャー経由となります。ケアマネジャーには訪問看護導入の理由と依頼内容を連絡し、限度額の問題も含めどの訪問看護ステーションが適切かを相談していきます。

● **在宅医・かかりつけ医**

　WAM NETや厚生労働省のホームページ、都道府県・区市町村のホームページ、医師会（都道府県・区市町村）からも情報提供されています。医師会に在宅担当が置かれたり、患者・家族向けに在宅医情報の窓口として相談センターを開設をしている所もあります。

　患者にかかりつけ医や紹介医がいる場合は、まずは入院中の報告もかねて連絡し、退院に向けてどのような医療管理が必要か、退院後のフォローを依頼できるかを確認します。麻薬処方や医療材料の準備が必要な場合は事前に必ず確認を行い、場合によっては新たに別の在宅医をさがすこともあります。

■地域のネットワークの強化

　退院調整看護師には、訪問看護などの在宅医療の利用方法の知識が必要です。しかし、在宅ケアの経験がないと、在宅医療のイメージや訪問看護がどのようなサポートが可能かはなかなかイメージできません。依頼時に患者の状態や必要な医療・看護を説明し、訪問看護や在宅医にどのようなサポートが可能かを相談しながら、退院調整看護師としての経験を深めることが大切です。一人ひとりの事例を通じて顔の見える連携を重ね、退院後の連絡も受けながら、再入院が必要なときは窓口となって在宅医や訪問看護師をサポートすることも退院調整看護師の重要な役割です。

　このように成功体験を地域と共有し、病棟看護師や病院の医師やコメディカルも巻き込んだ「地域合同研修会」や「事例研修会」を開催し、共通言語で語り合う場面を作っていきましょう。また、退院支援を実践した受け持ち看護師が退院した患者宅に訪問し、退院支援・調整の評価を行っている病院もあります。訪問看護師が訪問する時間に合わせて出向くことで、専門家の意見を聞くことができます。入院していたときとは別人のような笑顔の患者に出会うことが看護師のモチベーションを上げ、「家に帰ってよかったね」と喜び合える時間がそこにあります。

第1章 総論

4 退院支援・退院調整に必要な教育・研修

在宅ケア移行支援研究所（前京都大学医学部附属病院地域ネットワーク医療部）
●宇都宮 宏子

1. 病棟看護師の教育・研修

1）病棟看護師が主体的にかかわるために

「退院支援」は、医師が退院決定をしてから開始するのでは遅いこと、病棟看護師による患者への意思決定支援という看護介入が大切であることなど、病棟看護師の役割が大きく影響します。

第一段階・二段階を、病棟看護師が主体的にかかわるためには、どのような知識が必要でしょうか。ポイントとなるのは、日々患者に接する看護師が、「患者を生活者として見る視点」をもっているかどうか、そして「患者が病気や障害と向き合ってどう生きたいかを自己決定するための支援」を提供できているかどうかとい

表4-1 レベルアップ研修の概要

目的	・大学病院にふさわしい高度で専門的なサービスが提供できる看護職員の養成 ・中堅看護職員の臨床能力を高める環境を整え、技能向上のモチベーションを高める ・研修を受けた職員が各部署においてその分野の業務を担う役割を付与され、指導的役割を行うことにより、各部署の看護の質の向上につなげる
対象	・3年目以上（在宅ケアは4年目） ・各コースでのレベルアップを希望する者 ・看護師長などが各部署において、今後その分野での業務役割を担えると判断した者
方法	・院内の認定看護師、専任看護師とともにプログラムを策定
コースの種類	・褥瘡ケア、ストーマケア、感染管理、退院支援、輸液管理、呼吸ケア、がん看護、糖尿病看護、エンゼルメイク

う点です。前職の病院では病棟看護師に、「退院支援は看護師が果たす大事な役割である」という意識がもてるように、「レベルアップ研修」（表4-1）の中に「退院支援コース」を設け、毎年各病棟・外来から研修に1名づつ参加するよう働きかけてきました。

　研修は、知識を得るための講義と、各部署での退院支援・在宅療養支援の課題を出し、どのような業務改善ができるかを研修を通じて整理していく実習・グループワークで構成されています。各部署では、研修生に前年度の研修報告書を読ませることにより研修内容は引き継がれ、部署における退院支援・退院調整システムを強化していくことができます。

　また、患者の状態像（疾病・病態・必要な医療管理など）により、退院支援のプロセスや第三段階で活用する制度・社会資源には特徴があります。それぞれの病棟・診療科により「よくある退院支援のパターン」を捉えて、研修生が各部署でリーダーシップを発揮して「在宅療養移行」への業務改善・管理ができるように、研修を位置付けてきました。

2）レベルアップ研修「退院支援」

　「退院支援」コースの概要を表4-2に示します。「退院支援」コースは次のように3回に分けて実施しています。

●内容

1回目（講義）

　講義内容は、当院作成の「退院支援手順」に基づき、退院支援のプロセスの理解から各プロセスにおける病棟看護師の役割、在宅へのアセスメント、制度・社会資源の理解（介護保険・訪問看護など）と導入方法までを網羅します。

　講義で聞いても、日々の現場で関連性が少ないことはすぐに忘れてしまうので、講義では病棟看護師として最低限必要なポイントのみに絞っています。

2回目（実習）

　地域ネットワーク医療部に一日実習に入り、SWとのミーティングや病棟スタッフとのカンファレンスに参加します。退院調整看護師やSWの動きを知ること、他の病棟のカンファレンスに参加することで、病棟看護師の役割や病棟以外の退院支援の仕組みを知ることができます。

　また、疾患や病態によって必要な知識も異なるため、1回目の研修が全科共通であるのに対し、2回目はより実践的な知識をマンツーマンで個別に学びます。つまり、病棟の特徴を踏まえ、それぞれに必要な知識を深めることにしています。

　たとえば、末期がん患者が多い病棟では、「ホスピス」や「在宅ホスピス」の知識が必要です。また、「これ以上の治療はできない」と言われたがん患者にどうか

第1章 総論

表4-2 レベルアップ「退院支援」研修コース

目的
退院調整のための知識と技術を身につけ部署のケアの向上を図る。
目標
・講義、実習を通じて、各部署における退院支援計画や在宅看護に対するかかわりや問題点を把握し、改善方法を模索・実施できるようになる。 ・グループワークを通じて、他部署における退院支援計画や在宅看護に対するかかわりや研修での学びの共有化を図り、今後のそれぞれの部署の活動に活かす。
対象者
4年目以上の看護師で、退院支援、在宅支援について各部署でリーダーシップの取れる人。合計20名程度。

かかわり、生き方の意思決定をどう支援すればよいか日々悩んでいる看護師は、知識だけでなく、それらを踏まえたアプローチ方法を学ぶことも必要です。

また、神経内科病棟では、回復期リハビリテーション病棟の情報や難病施策の知識が必要です。神経難病の病棟では、ALSの患者が人工呼吸器を装着するかしないか、装着しない選択をした時の患者・家族へのかかわりはどうしていくのか、療養するかしないか、あるいは最期はどこで迎えたいのかなどといった一つひとつの場面でのコンサルテーションが、何にも勝る教育場面になっています。

3回目（グループワーク）

3回目はグループワークを行います。ここでは、他の病棟の研修生の取り組みや課題を聞くことで視野も広がり、組織を超えた課題や解決策も見えてきます。たとえば2007年は「看護計画」について副師長が講義を行い、その後①「入退院を繰り返す患者の看護計画」、②「ADL低下に伴うセルフケア不足への看護計画」、③「がん患者の自己決定支援の看護計画」の3つのグループに分けて議論しました。

3）研修と連動した現場の改善

レベルアップ研修による個人の学びを病棟の業務改善につなげていきます。研修には、部署内でリーダーシップが執れるスタッフを研修生に参加させ、学びを病棟に持ち帰って新たな取り組みを行い、次年度研修生が評価・引き継ぎをしてさらに改善のための課題を見出す、という形で2回目「実習研修」と現場の改善を連動させています。

● スクリーニングシート

実習研修により、看護師が個々の現場でどの部分で悩み、どのような専門的な

サポートを必要としているのかを知ることができました。退院支援第1段階で使用するスクリーニングシートはそこでわかったことを反映させ、病棟の特徴を活かした、より実用的なものに改定することができました。

また、入院時の家族が同行したときにはできるだけ情報を取るようし、「急性期治療がすんで自宅に帰るときには、その準備も必要である」との意識を患者・家族にもってもらう機会となりました。特に整形外科・脳外科・神経内科などADL低下の面から支援が必要な場合は、患者との目標が共有されることでリハビリテーションが意欲的になります。

● 再評価

治療やリハビリテーションなどの経過から、実際に退院支援が必要かどうかの「再評価」を業務の中に入れ込んでいくことは大切です。しかし、命に即座にかかわらないため軽視される傾向にあり、実施が漏れることもしばしばです。

再評価を忘れず業務の中に位置づける方法を、それぞれの病棟の看護提供の仕組みに合わせて考えました。入院時シートに再評価日を書き込み、チームごとにファイリングし、カンファレンスで確認しながら再評価を実施することとしました。その結果、スクリーニングシートを上手に活用することで、適切な時期に再評価し退院支援の必要な患者に早期に漏れなくかかわることができるようになりました。

● 退院支援を看護計画に盛り込む

前述の入院時チェックシートの検討と使い方の工夫、再評価の実施については、一定の成果を得ることができました。しかし、退院支援の必要性がまだ十分に周知されず、退院に向けた看護介入が看護計画に立案されていないといった現状がありました。

そこで研修では看護計画の立案、カンファレンスの充実という点に重点を置き、それぞれの病棟で継続可能な方法を検討しました。実習時には「看護計画に退院支援を立案するための方法」を研修生と検討しました。

● 退院支援カンファレンス

レベルアップ研修の研修生を中心に、看護チーム内で「退院支援カンファレンス」を毎週1回開催する病棟が増えました。病棟によっては、主治医や病棟医長・リハビリテーションスタッフも交えたチームカンファレンスへと発展しています。

退院支援が必要な患者が多い病棟では、退院調整看護師がこのカンファレンスに定期的に参加し、一緒に検討しています。このカンファレンスでは、看護師の気づきや悩みをまず言語化させ、チーム内で共有します。そして、患者はどうありたいと考えているのか、どうなっていくことが患者にとってよいのかをイメージし、目標の共有、行動の実践へと発展させます。現在、このカンファレンスが当院での一番の教育の場だと考えています。

2. 医師への啓発と連携強化

　当院では、研修医オリエンテーションで「退院支援と地域ネットの業務紹介」と題して、活動の紹介を行っています。どのタイミングで退院支援の介入を始めるか、『生活の場に帰せる医療提供の在り方』という視点をもつことの重要さや、地域医療機関の機能分化や在宅療養の状況、急性期側の医療者のあり方など、医師対象の啓発は大事です。

　また、病棟ごとにレベルアップ研修生や退院支援担当者が中心になって「退院支援学習会」を企画することも増えてきており、診療科の医師にも参加を呼びかけています。学習会では、退院調整看護師が、退院支援・退院調整のプロセスや早期に介入する必要性、診療科の疾患の退院支援に必要な知識（介護保険やホスピスなど）について講義し、その後ディスカッションの時間を設けています。ディスカッションの場では、医師側からの退院に関する困難性や、外来通院中の患者への支援介入のタイミングなどについて意見交換・相談があります。

　このような場を通して医師をはじめ病棟内の退院支援・退院調整に対する意識レベルが上がり、さらに医師と看護師の連携強化につながっています。

参考文献

1）篠田道子編、全国訪問看護事業協会監：ナースのための退院調整，日本看護協会出版会，2007.

第2章

疾患別 退院支援・退院調整の事例

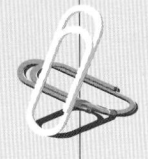

- ▶ 心疾患患者
- ▶ 呼吸器疾患患者
- ▶ 糖尿病患者
- ▶ 脳血管障害患者
- ▶ 大腿骨頸部骨折患者
- ▶ がん終末期患者
- ▶ がん末期患者
- ▶ 神経難病患者
- ▶ 重度障害をもつ患者
- ▶ 精神科疾患患者

＊本章に記載している施設の書式等は、執筆当時のものです。

第2章　疾患別　退院支援・退院調整の事例

1 心疾患患者への退院支援・退院調整
心不全の再再発予防と転居に伴う調整

近畿大学医学部附属病院　患者支援センター（前大阪南医療センター地域医療連携室）
●岩瀬 嘉壽子

key words　慢性心不全、ペースメーカー、糖尿病、水分管理、体重コントロール、服薬管理、後期高齢者、独居、身体障害者手帳、転居、高齢者住宅

事例概要　Aさん　86歳　男性

- **疾患名：** 慢性心不全、心嚢液貯留、洞結節不全症候群、発作性心房細動、糖尿病
- **現病歴：** 15年前、洞結節不全症候群に対しペースメーカー埋め込み術施行。以後12年間当院へ通院後、3年前より循環器科専門の近医で心不全およびペースメーカーのフォローアップを受ける。日常生活は自立しており、公的な支援を受けることなく自宅で生活を送る。3カ月前頃より階段昇降に息切れや動悸などが出現したため外出を控え、日用品は宅配サービスなどを利用し生活する。糖尿病のかかりつけ医に定期受診した際に、最近息切れや全身倦怠感が増強していることを話し、糖尿病のかかりつけ医より当院へ心不全の疑いで紹介、精査加療目的で入院となる。
- **生活状況：**・家族：妻は、数年前に逝去。子どもはなく独居。キーパーソンには、姪を指名。
　　　　　　・嗜好品：喫煙・飲酒はなし。
- **利用している社会保障制度：**
　　身体障害者手帳1級（心臓機能障害：ペースメーカー埋め込み）

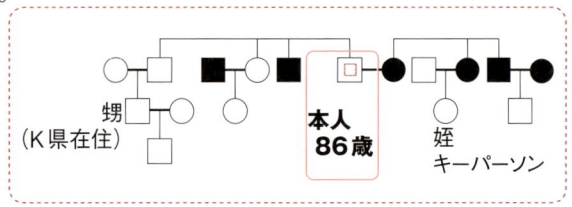

第一段階　退院支援が必要な患者のスクリーニング

1）入院後の経過

　入院後の早期に退院支援の必要性があるかスクリーニング（図1-1）を行うことは、入院に至った要因や生活上の問題点を整理し退院支援の必要性を把握するうえで重要な意味をもっています。

　Aさんは後期高齢者の独居世帯。姉妹や甥や姪はいますが、同居は困難であり常時の介護や生活上の支援者としては期待できない状況でした。認知症の有無については不明確ですが、服薬の管理がきちんと行えていなかったことから、退院後は服薬の管理や食事など療養生活全般に福祉サービスなどの支援が必要となることが予測されました。身体障害者手帳は保有していましたが、サービスを利用したことはありませんでした。

　また、緊急入院の場合は病状や治療についての不安が強く、退院後の療養生活についてまで考える心のゆとりはないと思われました。そこで病状が落ち着いた段階の早い時期に病棟看護師がAさんに、入院前の生活で不安だったことや困っていたこと、退院後はどのように生活したいかなどのイメージを聴き、退院支援の内容を具体的にアセスメントしました。

支援の体制

大阪南医療センター
520床　診療科数24　平均在院日数：13.8日（H23年1月）
退院調整専門部署：地域医療連携室／医師1名、退院調整看護師1名、ソーシャルワーカー5名、
　　　　　　　　　事務職2名、他

■看護師の退院支援の強化に向けて

　当院では、退院調整看護師が病棟看護師とともに、一部の病棟で退院支援カンファレンスを開催し基礎情報などからアセスメントを行い、看護計画の中で退院支援を展開できるようにしている。そして患者や家族が考える退院の時期や状態と医療者のイメージにズレがないかを確認したうえで、院内および地域の関係職種と連携し患者や家族が願う生活に安心して移行できるように退院前カンファレンスで話し合い、退院支援計画を共有している。また、副看護師長を中心に医療ニーズの高いケアの在宅移行手順や患者・家族用のチェックリストなど看護師用の退院支援ツールを作成し、研修会を開催するなど看護師の退院支援の強化に取り組んでいる。

第2章 疾患別 退院支援・退院調整の事例

入院時退院支援スクリーニングシート					
記載日：○年○月○日 （入院 7日目） 記載者：N看護師／岩瀬					
ふりがな	Aさん		年齢：86歳	ID	
患者氏名			性別：**男**・女	担当看護師	□未■決定→名：M看護師
病棟	**東**・西 3階	診療科	心臓循環器科	担当医名	N医師
疾患名 併存症	慢性心不全急性増悪　心嚢液貯留 洞結節不全症候群（ペースメーカー装着）糖尿病				手術 ■無 □有 ／ 予定 （予定術式： ）
入院目的	□検査 □教育 ■加療 □他 □手術→パス：□無 □有		予定される入院期間 退院時の状態イメージ		□未定 ■約3週間 ■独歩□杖□歩行器□車椅子□床上

スクリーニング項目	退院調整が必要	退院調整を必要としない
年齢	■75歳以上	□75歳未満
入院形態	□1ヶ月以内の再入院 ■緊急入院	□予定入院
服薬管理ができなくて疾患が増悪した	■あり	□なし
入院前に比べADLの低下が予想される	□あり	■なし
認知症による判断の低下がある	□あり???	□なし
入院前から、要介護認定を受けている	□あり	■なし
住居形態	■独居 □昼間独居 □65歳以上高齢者世帯	□その他
介護者（家族）	■なし □介護に意欲的でない □長期間の入院を希望	□あり
家族の介護力	■低い	□高い
退院後、継続が必要な医療処置が予測される	□あり	■なし

―――――下記は地域医療連携室で記載―――――

〈地域医療連携室〉 受付日：○／○ 記載日：／ 担当者：岩瀬	
社会福祉制度	□無 □介護保険：要支援／要介護 1・2・3・4・5 ＊CM：□無□有 ■身障手帳：（1級ペースメーカー） □特定疾患： □その他
サービス利用状況	■かかりつけ医 □訪問診療 □訪問看護 □訪問リハ □訪問介護 □通所介護 □通所リハ □住宅改修 □福祉用具
退院後、継続が予測される医療処置 ■無 □有り	吸引・経管栄養・PEG・HPN（□ポート無・有／□ポンプ無・有）・IVD・HOT・酸素吸入・褥瘡等皮膚処置・気管切開・人工呼吸器・血液透析・ストーマ・疼痛・リハビリ □その他：
病棟CFの必要性	□無 ■有→＊CF日：／ ◎退院支援計画 □無 ■有→＊立案日：／

図1-1　スクリーニングシート　　　　　　　　　　　　　　　　（大阪南医療センター）

2）アセスメントと情報収集

> **ポイント**
>
> 　慢性心不全患者が病状を悪化させる要因には、住居環境や食事、服薬の管理など日常生活に問題がある場合が多いため、生活の様子を具体的に把握することが重要です。また生活上の制限や体調の悪化は、意欲の低下や生きがい喪失など

QOLの低下に影響を与えることから、退院後の生活を積極的に考え活力が見出せるように、本人の嗜好や楽しみにしていることなども把握することが重要です。しかし、患者や家族は日常が当たり前の生活になってしまっているため、自らそのことに気づくことは少なく問題が潜在化しやすい傾向にあります。また、患者だけでなく家族の生活スタイルや患者への支援について、家族ができることとできないことを具体的に把握しておくことが重要です。

　Aさんの場合は、住居環境と生活上の支援者がいないことが、医療上および生活・介護上に大きな影響を与えていました。Aさんの自宅は築20年の自己所有のマンションの4階で、エレベーターの設置はありません。心臓への負担がかなり大きいと思われる階段の昇降や外出時の身体の様子については、「階段の昇降は膝が痛かったことと息切れがひどくて、特に最近は疲れやすくなり外出をしなくなって…。そのうちに食欲がなくなり食事の量が減ってきたので、薬は飲んだり飲まなかったり自分で調節していました」「食事で栄養が不足するといけないと思って、野菜ジュースやスープで栄養を補給していました」ということでした。調理については、「以前にやかんを火にかけていたのをうっかり忘れたことがあって…、それからは総菜やお弁当を買って食べていました」ということでした。キーパーソンの姪に話しを聞くと、「買い物はAさんから電話があったときに一緒に出かけていましたが、送り迎えだけで一緒に部屋に入ることはありませんでした」「最近は電話も少なくなり、どんな生活をしていたのかよくわからないです」ということでした。食事や服薬管理の重要性について疾患の理解が不足していることや、生活に支援が必要であることがわかります。しかしAさんや姪は、全くそのことに気づいていない様子でした。またAさんは生活上の楽しみについて「以前は友人と近所の喫茶店へ出かけて話しをしたり、カラオケに行っていました。でも体調が悪いとそんな気持ちにもなりませんでした」と話し、体調の低下により意欲が低下していることがうかがえました。また「甥や姪に相談はするが、自分のことは自分で決める。甥や姪に迷惑をかけたくない」という気持ちを尊重し、Aさんらしく自己決定できるように甥や姪と連携する必要性を認識しました。

　Aさんの退院支援上の検討課題を以下に整理しました。

■医療上の検討課題

- 服薬管理や食事療法、水分管理などの自己管理が不十分なために心不全を増悪させた可能性が高い。退院後は、服薬や水分量、体重の増減などの管理に支援者が必要。
- エレベーターのないマンションの4階で独居のため、安静が保てない環境である。主治医からは「自宅への退院を許可できない」と説明を受け、退院後の居

所を選定する必要がある。
・ペースメーカー埋め込み中の日常生活の注意や症状の観察について、認識を確認する必要がある。

■生活・介護上の検討課題
・調理や買い物など生活に支援が必要なため、在宅サービスの利用に向けて調整が必要である。
・意欲や食欲が低下しているため、甥や姪と連携しながら精神面での支援が必要である。
・退院先の居所について甥や姪と相談しながら、Aさんが自らの意志で決定できるような支援が必要である。

第二段階　医療・ケア継続のための看護介入とチーム・アプローチ

1）院内の情報収集とアセスメント

　心不全患者の場合、病状が安定するまでの期間が患者の病状により異なるため、病状が安定した段階ですぐに退院支援が開始できるように、退院調整看護師はカンファレンスを通じて病棟看護師から状況を確認することが重要です。

　また家族の形態が複雑化している現代では、キーパーソンと意思決定者が一致しない場合があります。特に、病状が不安定で再入院の可能性が高い事例や介護負担が重い場合などは、患者本人の希望を最優先に考え、最終的な意思決定者は誰かを退院支援を進める中で慎重に見極め、意思決定者の意思を確認する必要があります。

　Aさんの場合、入院後すぐに心嚢液貯留に対して心嚢穿刺を実施しました。心不全の原因の精査として冠動脈造影検査を行いましたが、PCI（経皮的冠動脈インターベンション）の適応になる狭窄はなく、薬物療法と安静により心不全の症状は安定しました。主治医はAさんに「自宅への退院は心不全を悪化させるリスクが高く困難であるので、一時的にでも施設へ入るなどの検討が必要」という考えを説明しました。その後Aさんは「自宅へ退院できなければ、どうすればよいか」と受け持ちのN看護師に不安な気持ちを話しました。そこでN看護師は「服薬管理などを依頼できる居所の選定やサービスの利用についてどのように支援すればよいか」と退院調整看護師に相談し、退院調整看護師が介入を開始しました。

　退院調整看護師は、主治医や病棟看護師、管理栄養士などへ連絡し情報収集を

行い、またAさんや姪と個別に面談し退院支援上の問題点の把握とアセスメントを行いました。特にAさんには、どこで、どのように生活をしたいと考えているのかを具体的に聴けるように、身体への負担を考慮し1回の面談時間を20分程度に設定して数回に分けて行いました。その際Aさんから、いずれ故郷のK県に住みたいと考えていたこと、甥に甥の自宅の近くに居所を探してもらっていること、そしてK県へ転居する前にAさん自身で自宅の荷物の片付けを行いたいという気持ちを聴きました。しかし、院内関係者は甥とは面識がなく、また姪もこの状況を全く知らなかったため、Aさんに承諾を得て早急に甥と連絡を取ることになりました。

■医療上の検討課題 〔（　　）内は目標〕

●服薬確認

・朝の内服薬を数回飲み忘れたり、重複して飲もうとしたことがあった。しかし看護師が服薬を確認するとことに対し、Aさんは「認知症のように扱わないでほしい」と感情的になることもあった。

・服薬確認には、Aさん本人の「きちんと管理できている」と思っている気持ちを尊重し、薬剤の量や種類を指示どおり確実に服薬できているか、自尊心を傷つけないように支援する工夫が必要。

●水分管理と体重コントロール

・心不全の増悪を防止するには、毎日の飲水量と体重を観察し、指示（飲水量：800〜1000mL/日、至適体重：62±1kgまで増減可）を守りコントロールできなければならない。本人の病識と指導内容の理解度を正しく評価する必要あり。

・制限された生活では意欲の低下や投げやりになる場合もあるため、心身ともに療養を支援する人の確保や環境の整備が必要不可欠。

・自覚症状として息切れや動悸、全身倦怠感などがあった場合の対応や、身体障害者手帳および内服薬の常時携帯など、疾患に対しての理解と万が一悪化した場合の救急対策を準備しておくことも必要。

●食事療養

・以前から糖尿病があり、水分やカロリー（1360kcal）、塩分制限（10g以下）や低コレストロールなどの栄養管理が必要。

・食欲低下時の食品の選び方や食べやすくする工夫を指導する。また、制限がストレスにならないように、かつ食事療法を日常生活において続けていけるような工夫が必要。

・栄養士とも連携し、単に塩分や水分などの制限の説明にならないようにAさんの嗜好を聴きながら、家族や支援者を含め継続できる方法を検討。本人や家族が調理できないため、治療食の配食サービスの利用も含め検討。

- ●排便・排尿コントロール
- ・怒責は心臓への負担となるため、毎日排便の状態のチェックが必要。必要に応じて緩下薬の使用も検討。
- ・尿量の減少は心不全の増悪症状であり、排尿量や尿の混濁なども観察が必要。
- ●ペースメーカーの管理
- ・病状に応じた診察と半年に1回の定期点検や電池交換など、心疾患専門医の受診が必要。
- ・動悸などの心不全の初期症状や、脈拍の観察や日常生活の注意事項について支援者と一緒に説明が必要。
- ・K県への転居後の受入れ医療機関の選定と、身体障害者手帳の住所変更手続きについて説明が必要。

■生活・介護上の検討課題

- ●ADL評価
- ・食事：摂取は自立し、病院食をほぼ全量食べている。間食はしていない。
- ・入浴：入院前は1回30分程度の入浴をしていたが、浴槽内での10分以上の入浴は禁止。シャワー浴や洗髪は毎日可。
- ・移動：自立度A。病棟内は安静度フリー。しかし2階以上階段昇降や坂道の歩行、平坦な道路であっても20分以上の歩行は禁止。
- ●IADL評価
- ・調理：ガスレンジでの調理は火事を起こす危険性を自覚し、自身では調理はしていない。ペースメーカー埋め込み中であり、電磁調理器の使用はできない。
- ・財産管理：本人管理。
- ・外部との連絡：電話で甥や姪に連絡している。Aさんに断らずに甥や姪に連絡すると、「（自分を）ないがしろにする」と医療者に不信感を抱くため、連絡する場合は必ず事前にAさんに説明し許可を得る必要がある。
- ●コミュニケーション評価
- ・理解力：看護師が検査や薬の説明をするとAさんはメモを取っているにもかかわらず、その後も複数の看護師に同じ質問を行い、そのつどメモを繰り返すことがあった。また時折、病棟内で自室がわからなくなり廊下でたたずんでいることもあった。本人の認識より理解力は低いが、他者にそれを指摘されると憤慨することがあった。
- ・Aさんが理解しやすいようにAさんが話す言葉で表現したり、メモに書いて説明するなど工夫が必要。
- ・Aさんのような高齢者は入院による環境の変化で多少の物忘れがあっても不思議

1 心疾患患者への退院支援・退院調整

退院支援情報シート

○患者情報： Aさん（86歳） 性別：㊚・女 （ID： ） 病棟：㊥ 西 3階病棟
◎主治医：M医師 受持ちNS：N看護師 ＊家族構成
■薬剤師 ■栄養士 □PT/□OT □他： （ 略 ）

◆入院経過・目標とする退院時の状態

■医師の考え 当院からの退院／転院予定日：入院 週間後の <u>4月 末日頃</u>

エレベーターのない自宅での独居生活は、心臓への負担が大きく退院は許可できない。退院後の療養生活をどのように、どこで過ごすか、ご家族とよく検討することが必要。

○本人の想い（心配や不安に感じていること、どのような状態になれば退院したいか？など）
最終的には故郷であるK県のAさんの甥の自宅近くに転居し、施設入所ではなく、在宅サービスを受けながらでも可能な限り入院以前と同様に独居生活を送りたい。

○家族の想い（心配や不安に感じていること、どのような状態になれば退院したいか？最終転帰はどこか？など）
（妻方の姪）買い物など世話はできるが毎日は難しく、同居はできない。K県への転居が決まるまで、病院と自宅に近い施設を探して療養生活を送るのがAさんにとっても最良の方法であると思う。

◆下記の該当項目にチェック

治療中の疾患	■併存疾患：洞結節不全症候群（ペースメーカー装着）糖尿病 ■合併症：心囊液貯留
最終転帰先 患者・家族の 希望をチェック	■未定□自宅（条件なし／条件付き／他　　）→■独居□昼間独居□高齢者世帯 □転院：条件→□一般　□リハビリ（回復期・亜急性）　□療養型（□医療　□介護） □施設（□老健　□特養　□グループホーム）　■他：高齢者住宅／介護付きマンション？
現在の状態	□意識レベル：　□麻痺：上肢：左・右：レベル　・下肢：左・右：レベル： □高次脳障害：無・有　□視覚障害：無・有　□言語障害　無・有　□聴覚障害　無・有 □嚥下障害：無・有　■認知障害：無・有：（？：薬の飲み忘れ他） □感染症：無・有→□MRSA：　　部位：□その他
医療ニーズ	□IVH（ポート有・無）□IVD□HOT（ リットル ）□吸引　時間毎　□他　□PEG □バルーン留置　■内服管理　■飲水/食事管理　■体重管理　□リハビリ　■状態観察
介護ニーズ	■身体介護：見守り　■生活支援：買い物、調理、服薬確認 □福祉用具　□住宅改修　■他：＊エレベーター付の住居・1階の居室
日常生活動作 入院前：黒 入院後：赤	食事	・㊙・見守り・配膳セッティング・一部介助・全介助　＊ムセ ㊇・有 ・㊛・㊝・軟菜・ペースト・トロミ・経管・PEG（糖尿病17単位食）
	排泄	・㊙・見守り・一部介助・全介助　＊失禁 ㊇・有 ・㊣・ポータブル・尿器・オムツ・導尿・留置カテーテル
	入浴	・㊙・㊙・一部介助・全介助・入浴・シャワー・特殊浴槽・清拭
	移動	・㊙・杖・伝歩き・歩行器・車椅子・他 ㊙・㊙・一部介助・全介助
	薬	・㊙・要確認・1日渡し・㊙・（ ）日分セット
	買物	・可能・㊙・不可　金銭管理　・㊙・代行者・不可
	調理	・可能・㊙・不可　連絡　・㊙・代行者・不可
家屋状況 ＊回リハ転院 ＊在宅退院 の場合は必須	□戸建て／■集合住宅：4階EV：無：階段手すりあり トイレ：和式・㊥：手すり ㊇・無 寝室：　階　寝具：布団・㊙ 段差は太線
制度・保険	□介護保険□無■申請中　□有：要支援1・2　要介護1・2・3・4・5＊CM名 ■身障手帳1級（　ペースメーカー　） 自費・自賠・労災・老人（区分無・有：　　）　公費：更生・特疾・身障・他

図1-2　退院支援情報シート

（大阪南医療センター）

ではないと医療者は受け止めるが、なかには「認知症」に対しては強く否定的な感情をもっている人もいるので、認識や行動を確認するような場合には自尊心を傷つけないように注意が必要。

● **住居環境**
・階段での昇降は禁止されているため、退院後の居所として1階もしくはエレベーター付きの居所を選定する支援が必要。
・K県へ転居する場合、病状に適した環境と診療を受け入れてくれる医療機関を探すように、甥に説明が必要。

● **介護状況**
・家事や療養生活の支援者がいないため、退院後の生活をイメージし必要なサービスの検討、サービス利用に向けて諸機関の関係者との調整が必要。
・年金と預貯金で生活しているため、居室やサービス利用の費用を具体的に示し、生活設計の検討が必要。

● **意欲や生きがい**
・病状の悪化や生活に制限を受けることで意欲や食欲などが低下し、友人との会話やカラオケなどの楽しみの機会が減少するなど、QOLが低下している。精神的に不安定な状況は抑うつを誘因しやすく、心不全の予後にも影響を与えるといわれている。
・退院後の生活像を聴き、「こんな生活がしたい」というような意欲を引き出し、希望が実現できるように支援する。

2) 院内カンファレンス

退院調整看護師が院内関係職種からのAさんの情報を整理し、主治医、受け持ち看護師とともに今後の退院に向けての方向性を話し合いました。

主治医とは、退院は約2週間後を予定しており、またAさんが希望している故郷への転居の可否は退院後1カ月後の当院の外来受診時に病状の評価を行い、転居先での受け入れ体制が万全か確認して判断するという治療計画を確認しました。そこで退院調整看護師は病棟看護師と退院に向けた課題を整理し、病棟看護師は服薬管理や食事療法、水分管理など生活指導を中心とした退院支援を、退院調整看護師は地域の在宅ケア関係機関との連絡や介護保険申請などサービスの利用説明や調整の窓口となるように分担しました。また医療者の退院支援の方針として、Aさんの自尊心を傷つけないように配慮しながら甥や姪と連携し、退院後の生活の場をAさん自身が自己決定できるように支援することになりました。

3）患者・家族と退院時のイメージ共有

　Aさんの自己決定に向け、遠方で参加できない甥以外の、Aさんと姪、主治医と病棟看護師、退院調整看護師で話し合いを行いました。主治医は、①今後の診療計画の説明と療養上の注意、②急変時の対応などを説明しました。Aさんは「今すぐとは言わないが、最終的には故郷のK県に住む甥の近くに転居し、在宅サービスを受けながらでも、入院前のように一人気ままに生活したい」と希望を話しました。姪は「K県への転居が決まるまでの間、病院と自宅に近くの施設を探して療養生活を送ってもらえると安心できる」と話しました。Aさんは「K県へ転居できるように、退院後1カ月間はこの病院の近くの施設に入って、悪くならないように頑張ります」と退院準備を進めることに同意しました。そこで退院に向けた目標を"心不全を悪化させずAさんが望む生活を送れるように、退院後の生活の準備ができる"と設定し、退院までの課題を参加者で話し合い、退院支援計画（図1-3）を立案しました。

　まずAさんと病棟看護師で退院までの間に、退院後に受ける支援の内容や方法を検討することになりました。また退院調整看護師は、退院後1カ月までの間の居所とサービスの調整を行い、K県での居所と転居後にペースメーカー管理や心不全の急性増悪時に対応可能な医療機関を探すことになりました。そこでAさんに、居所の申し込みや医療機関の選定には甥や姪と頻繁に連絡を取り合う必要があることを説明し、退院支援看護師が甥や姪と直接連絡をする承諾を得ました。その後、主治医と退院調整看護師から甥に連絡し、状況を伝えました。

4）病棟における退院支援

　退院支援計画を基にN看護師が看護計画へ展開し、病棟カンファレンスで検討しながら実施しました。

● 服薬管理

　配薬の方法を1回分から1日分の配薬へ変更しました。朝・昼・夕の食前と食後に区別した配薬ボックスをAさんと一緒に作成し、本人が飲み忘れをしないように工夫しました。1日分の準備は夕食後の薬を服薬した後、空になったボックスに看護師と確認しながら薬を入れることで、薬の種類や量を間違うことも服薬を忘れることもなくなりました。しかし、朝食後の服薬を看護師が確認した後に「朝食後の薬がない」と別の看護師に訴えることがありました。Aさんの自尊心を傷つけないように、どうすれば服薬したことがわかりやすいかをAさんと話し合い、服薬後に薬が入っていた殻を捨てずにボックス内に入れることにしました。このように、服薬したことをAさん自身で確認でき、看護師がAさんに直接尋ねなくても確認できる

第2章 疾患別 退院支援・退院調整の事例

退院支援計画書

作成日： ○年 ○月 日

患者氏名	A 様 （86歳）	病棟	㊲東・西 館　　3 階病棟
退院予定日	○年 ○月 末日頃	作成者	岩瀬 嘉壽子

予定退院先　□自宅　□病院(□リハビリ□療養□一般□他)　■施設(高齢者住宅などケア付きのマンション)

本計画書の情報共有者

■ご本人	≪院内≫	≪院外≫
■ご家族	■医師　■病棟看護師　■退院支援看護師	□医師　□訪問看護師　□薬剤師
キーパーソン名 ：妻方の姪	□MSW　□リハビリ　□薬剤師　□栄養士 □その他（　）	□地域包括ケアマネジャー　□ヘルパー ■その他(高齢者住宅管理者・看護師：○○様)

退院に向けた課題←複数可

■再入院のおそれがある／病状が不安定である
■退院後も、継続的な管理や医療処置が必要である…服薬管理・食事療法・水分管理・体重管理・心不全症状の観察
■入院前に比べ、日常生活動作が低下している…病状悪化の防止のため、階段昇降および独居生活を禁止されている。
■一人暮らし、あるいは、家族と同居であっても介護を十分に提供できない
□現行制度を利用しての在宅への移行が困難、あるいは、制度の対象外…要介護認定申請中
■その他(K県への転居に伴う準備。心疾患の対応可能な医療機関の選定、医療福祉制度の届出の確認など)

退院に向けた目標／退院時に期待される状態

心不全を悪化させずAさんが望む生活を送れるように、退院後の生活の準備ができる。
1.お薬の時間や量、種類を間違えることなく服薬できる。　2.毎日体重を測定し増減を自分で確認できる。
3.退院後の居所やサービスの利用の準備ができる。

支援計画

■病状の変化予測のインフォームドコンセント後のご本人・ご家族の自己決定への傾聴と相談
■ご本人・ご家族への説明（食事、運動、服薬、医療処置、介護方法など）
　→ お薬の管理や体重チェック方法、食事療法等について、Aさんがすること、支援者がすることを説明します。
□退院後に実施可能なシンプルケアへの切り替え（服薬、医療処置など）、物品の手配（衛生材料）
■緊急時の予測と対応の説明
　→ 緊急時の対応や連絡先について説明します。
■療養環境の整備（福祉用具、住宅改修など）に向けた説明と相談
■各種制度の申請・手続き（介護保険、身障手帳など）の説明と相談
　→ K県への転居までの利用するサービスの調整およびK県への転居に伴う手続きについて相談します。
■地域の関係機関・職種との連絡・調整（退院や施設入所の場合）
　→ 一時的に入居する居所の選定と介護保険サービスの利用について、ケアマネジャーなど関係者と連携します。
■転院先の選定および関係機関・職種との連絡・調整（転院の場合）
　→ K県への転居に伴う、医療機関の選定や診察や公的制度利用のために関係職種への連絡します。
□退院（転院）日の移送手段の確認・手配

退院後に利用予定の医療・福祉サービス←複数可

□訪問診療（　）	□デイケア・デイサービス
■訪問看護（　病状の観察・服薬管理　）	□訪問入浴　　　■ホームヘルプ（服薬確認・家事支援）
□訪問リハビリテーション（　）	□福祉用具（　）
□調剤薬局	■その他（　居所の選定・治療食の配食サービス　）

備考

注）上記内容は現時点で考えられるものであり、今後の状態の変化等より変更する場合がありますのでご了承下さい。

　　　　　　　　≪本人・家族≫　　　　A氏
　　　　　　　　≪退院支援計画担当者名≫　　岩瀬　嘉壽子　　印
　　　　　　　　　　　　　　　　独立行政法人国立病院機構　大阪南医療センター

図1-3　退院支援計画書

ようにしました。Aさんは、退院までに処方薬をすべて自己管理できることを目標にしていましたが、重複して服薬すると命に危険性があることを説明し、「必ず1日分ずつ援助してくれる人から配薬してもらい、服薬を確認してもらうようにする」ことになりました。

● **水分管理**

350mLの水筒を準備してもらい、看護師が毎食の配膳時にお茶を入れる際、飲水量と残りの量を確認しました。また食事療法については栄養指導を計画し、1日3食の内容と量のバランスや食品交換について、また心不全を悪化させないように塩分やコレステロールを制限する必要があるため、野菜ジュースやスープなどは食べないようにするなど、糖尿病の食生活について姪と一緒に栄養指導を受けました。また「退院後の食生活の参考にしたい」と病院食のメニューをメモしました。

● **体重のコントロール・その他**

至適体重を維持できるように、体重増減が病状に大きな影響を与えることや体重測定の重要性を説明しました。実際の体重測定の方法は、毎日同じ時間に同じ条件で行い、日々記録を残すようにしました。具体的な方法として、Aさんがいつもメモや確認をしているスケジュール手帳へ、毎朝測定した体重を記入してもらうようにし、体重の増減の意識づけを行いました。Aさんは体重計を持っていなかったので、姪に体重計の購入を依頼しました。

また、自宅では布団での生活でしたが、ベッドへと変更するなど入院前の生活様式や嗜好を聴きながら、日常生活上の身体への負担が軽減する工夫について指導を行いました。

第三段階　地域や社会資源との連携・調整

1) 在宅医療・介護体制の構築

■介護保険の要介護認定申請

身体障害者手帳を保有している介護保険の対象者が、生活支援など身体障害者手帳と重複するサービスを利用する場合には介護保険が優先されるので、介護保険の要介護認定の申請を行う必要がありました。しかし要介護認定では、Aさんのように疾病により日常生活の行動範囲や食生活などに制限があっても日常生活動作にほとんど問題がない場合、服薬管理や火の取り扱いなどの認知行動に支援を必要とする状況を正確に伝えないと、介護上の問題は低いと判断される可能性があります。そのため認定調査時に本人の自尊心を傷つけないように注意しながら、

本人がそれらのエピソードを話すことができるようにし、また看護情報としてこれらの状況を正確に伝えることが看護師の重要な役割となります。

■居所とサービスの検討

要介護認定の結果を待つ間に、居所と必要なサービスについて検討しました。退院後の居所の選定条件として、治療食や服薬確認など医療的な側面や病状の急変時の対応を考えると、看護師が配置されている介護老人保健施設が最適と考えます。しかし、介護老人保健施設の入所は要介護1以上の認定結果が確定した時点でしか入所はできず、また仮に要介護1以上の認定が下りても入所には数週間の待機期間が必要で、退院と同時に入所できない状況でした。

そのため居所は、病状の急変時に備えなるべく当院の近隣で、要介護認定の必要なく入居できるエレベーター付き高齢者住宅を検討することになりました。高齢者住宅は、介護保険上は居宅扱いとなり、サービスの利用は申請日に遡って利用することが可能です。しかし、非該当の判定や認定された要介護度の利用限度額以上のサービスを利用していた場合は、サービス利用料は100％が自己負担となってしまいます。居住費も含め費用の概算を出すなど、経済的な側面でも配慮する必要があります。Aさんの場合、要支援1程度の判定と推定し、必要と思われるサービスを介護保険や身体障害者手帳の公的サービスとインフォーマルな社会資源の活用を含めて検討をしました。

また、他府県への転居の場合、医療や介護の諸機関の情報収集や公的制度の手続きなど確認することが必要です。Aさんの場合は甥に連絡し、Aさんに必要な住居環境や在宅サービスを説明し、手配してもらうことになりました。転医先を検討するため、K県の障害福祉課へ身体障害者手帳の手続きを連絡した際に、ペースメーカー埋め込み術を行っている医療機関情報を得ました。甥に、インターネットによる医療機関情報を併せて作成したリストを郵送し、各々の医療機関の雰囲気や評判などを確認してもらい、最終的にAさんと相談して選定することになりました。

2）退院前カンファレンス

Aさん、姪、高齢者住宅の管理者、病棟看護師、退院調整看護師で退院前カンファレンスを行いました。まず病院側から、退院後に必要と思われる支援について説明し、Aさんの希望を聴きました。看護師資格をもつ高齢者住宅の管理者の提案で、服薬や水分量、体重の確認は介護ヘルパーが行い、管理者自身が1日1回は配食を兼ねてAさんの部屋を訪問してくれることになりました。Aさんが負担する費用も、希望されていた年金の範囲内で収まりました。

Aさんができることや支援してほしい内容・方法を、退院時に看護サマリーとは別に項目別の情報提供シートに書き出して管理者へ渡し、介護ヘルパーへ伝えてもらうようにしました。食事は配食サービスを利用することになり、Aさんが受けた栄養指導のパンフレットを基に治療食を選びました。また体調の急変時には、当院に受診するように説明しました。

3）退院前の最終調整

退院の前には必ず、患者本人と関係者に病状と退院後の診察や生活の準備状況、そして患者や家族に不安や新たな問題が生じていないか確認します。

Aさんの場合、当院の診察は退院後1カ月ですが、糖尿病のかかりつけの医には退院後2週間頃を目安に姪が一緒に受診し、K県への転居について相談するように、主治医がAさんと姪に説明しました。水分管理や体重管理もAさんがほぼできることを確認し、高齢者住宅の管理者には、退院日時と治療食の開始と介護ヘルパーの手配の確認の連絡を行いました。

また甥に、K県への転居準備の確認と病状説明のため、退院1カ月後の診察日にAさんと一緒に来院するように連絡しました。そしてAさんと姪には、退院までに要介護認定が下りなかったので、結果がでたらケアマネジャーの選定を行うため高齢者住宅の管理者と退院調整看護師へ連絡を入れるように説明しました。

4）退院後のフォロー・評価

当院では評価シートは作成していませんが、患者や家族には外来診察時に退院後困ったことはないか話を聞き、在宅サービス提供者には電話や書面で在宅での生活状況の確認を行い、退院調整の評価を行っています。

Aさんの場合は、病状の安定とK県への転居準備が継続した課題でした。Aさんからは1週間後に要支援1の認定結果が届いたと連絡がありました。高齢者住宅の管理者と地域包括支援センターのケアマネジャーが連携し、ヘルパーの利用を介護保険のサービスに切り替えました。Aさんは体調もよく配食される食事にも慣れ、服薬管理や体重コントロールも問題はありませんでした。そのため訪問看護の利用はせず、1カ月後の外来診察まで様子をみることになりました。またK県への転居準備として、甥に転医先医療機関を確認し、1カ月後の診察時に必ず来院するように再度説明しました。また、希望したK県の医療機関の医療ソーシャルワーカーへ連絡し、診察依頼の方法を確認すると同時に、受診時に身体障害者手帳と介護保険の転居に伴う手続きなどについて甥とAさんの相談を受けてもらえるように依頼しました。

1カ月後の外来診察で、病状の問題はなく経過が順調であったのでK県への転

居は許可され、Aさんと甥にK県での転医先の受診手順の説明を行いました。また転居後の介護サービスの利用や身体障害者手帳の手続きについて、転医先の医療ソーシャルワーカーを訪ねるように説明をしました。

まとめ

■本事例の退院支援・退院調整の評価

　退院支援は、患者や家族の入院までの生活習慣や食生活や嗜好などの生活と患者や家族が描いている退院時の姿や退院後の生活のイメージをしっかり聴くことから始まります。そのうえで退院後に継続する医療上の検討課題と生活・介護上の検討課題を整理し、安定した療養生活が送れるように患者や家族とともに退院後の生活を再編成することが退院支援の課題です。

　本事例のような家族による介護が期待できない場合や、高齢で認知機能に低下がみられる場合には、公的制度や社会資源の積極的な活用や退院後のフォローを検討することが重要なポイントです。入院からの一連の看護として、患者が生活の場へ安心して戻れるように、病棟看護師が中心となって退院に必要な支援を検討できるように退院調整看護師はサポートすることが必要です。そして院内や地域の関係職種と連携しながら、効果的かつ効率的に退院支援が進められるように計画し調整することが重要です。

■心不全患者の退院支援・退院調整のポイント

　心不全患者の場合、急性期は治療による病状の安定を最優先の課題としているため、病状が安定し退院が許可された段階から退院支援を開始する例が多くみられます。そのため服薬指導や水分・体重管理などの退院指導は行われますが、その人の退院後の生活を見越した支援が十分に行えないまま退院に至り、結果的に再入院を招く事例が少なくないのではないでしょうか。

参考文献

1) 篠田道子編, 全国訪問看護事業協会監：ナースのための退院調整, 日本看護協会出版会, 2007.
2) 川越博美, 長江弘子編, 全国訪問看護事業協会監：早期退院連携ガイドラインの活用, 日本看護協会出版会, 2006.
3) 宇都宮広子：病棟から始める退院支援（第1回）. ナーシング・トゥデイ, 22（4）：33-37,

2007.
4) 三輪恭子,寺下幸子,宮川理恵:病棟から始める退院支援(第4回).ナーシング・トゥデイ,23(2):42-46, 2008.
5) 筒井裕之:高齢者心不全の実態から見た治療のあり方.日老医誌,44:704-707, 2007.

Comment

　心疾患患者の多くは慢性的なベースになる基礎疾患をかかえていることが多くあります。代表例が糖尿病や高血圧です。このような生活習慣病をもつ患者の生活を、入院したときによく情報収集をしながら退院後の生活をイメージできないと、再入院を繰り返すことになります。Aさん86歳・独居、急に入院となっていますが、その3カ月前からの息切れ・動悸による外出回数の減少など、何かしらの徴候が現れていたと推察されます。最終的にどこで暮らしたいかというAさんの希望をきちんと聴き取り、そのための準備としての在宅への退院計画であった点は、退院調整として患者の本意を引き出し、86歳という年齢でも退院可能にしたことは評価できます。エレベーターなしの4階という生活環境にも着目し、Aさんの同意と家族の思いや経済的なことも考慮して、管理者が看護師という高齢者住宅への退院は効果的でした。訪問看護導入なしでありましたが、多くはこのように管理者が看護師ということはなく、介護度が低く医療機器のつかない心不全患者の軽快期に適切に看護と連携していく意味があり、地域の訪問看護の導入は服薬コンプライアンスの面や、悪化徴候を生活を見ながら予防したり、早期発見したりする点で有効です。介護保険の認定が「要支援」となると訪問看護の導入を差し控えることもあると聞きますが、退院直後の生活の変化に対応した病状の悪化予防には、殊に高齢の心不全患者には必要です。

(秋山正子)

2 呼吸器疾患患者への退院支援・退院調整
特発性間質性肺炎による再入院

東京大学医学部附属病院　地域医療連携部
●鈴木 樹美

key words　特発性間質性肺炎、再入院、在宅酸素療法（HOT）、介護保険申請、身体障害者手帳申請

事例概要　Bさん　75歳　男性

- **疾患名：** 特発性間質性肺炎、右気胸再発
- **現病歴：**
  - 初回入院までの経緯：
    200X年の夏頃から軽い息苦しさを自覚していた。翌年1月より労作時の呼吸困難感が増強したため、3月当院呼吸器内科を受診。胸部X線写真で両肺にスリガラス状陰影を認め、さらに右気胸と診断された。またCTにて右肺に多発ブラを認め、外来でフォローをしていたが、気胸の改善は認められず、4月X日に第1回目の入院になる。入院後にトロッカーを挿入したが効果がなく、ピシバニール®で胸膜癒着術を行い、ようやく気胸の改善が認められた。そして在宅酸素療法（HOT）を導入し、労作時のみ2L/分使用（安静時room air）として5月Y日（約1カ月の入院）に退院し、自宅で生活をしていた。
  - 再入院までの経緯：
    5月Z日頃（退院後19日目）から労作時の呼吸困難、動悸を自覚するようになり、症状は徐々に悪化。10m程度の歩行で呼吸困難が出現し（Hugh-Jones Ⅳ-Ⅴ）、症状が改善しないため、6月X日（退院後29日目）に当院の外来を受診。胸部X線写真上、新たな左肺野スリガラス状陰影を認め、SpO₂ 80％台（room air）でpO₂ 43.6と低下していた。呼吸不全状態増悪のために精査加療目的で同日緊急入院となった。
- **生活状況：**
  - 職業：30年間印刷業を自営
  - 家族：妻（専業主婦）、娘2人と4人暮らし
- **利用している社会保障制度：** 特定疾患治療研究事業

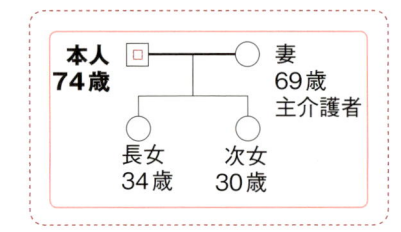

本人 74歳／妻 69歳 主介護者／長女 34歳／次女 30歳

第一段階　退院支援が必要な患者のスクリーニング

1）入院後の経過

　前回の入院から退院後、約1カ月で特発性間質性肺炎が増悪しての緊急入院でした。入院前のADLは労作時のみ酸素使用はあったものの自立していました。そのため、入院時スクリーニング（図2-1）では2点で「リスクは少ない」と判定されました。治療によって呼吸状態の改善が認められれば、退院後にはもとの生活に戻れると考えられていました。入院後は原病に対してステロイドパルス療法などが行われました。また入院経過中に右気胸の再発を認めたため、トロッカー挿入・脱気が2日間行われました。

2）アセスメントと情報収集

■医療上の課題

　入院当初、原病が治療により改善すれば入院前の呼吸状態に戻ると考えられていました。しかし、疾患は進行性の疾患であること、短期間での原病の増悪が認められたことから、①今後も継続した医療管理が必要であること、②治療による呼吸状態の回復によっては以前よりも酸素投与量が増加することが予測されました。

　また、緊急入院時に使用していた携帯用酸素ボンベが空になっていたことに気

支援の体制

東京大学医学部附属病院
1210床　診療科数38　平均在院日数：13.2日（H22年度）
退院調整専門部署：地域医療連携部／医師3名（常勤2、非常勤1）、看護師4名（常勤2、兼任1）、医療ソーシャルワーカー4名、事務3名

■地域医療連携部立ち上げの経緯と体制

　平成9年に退院支援の専門部署として「医療社会福祉部」を院内措置で設置し、平成12年に全国国立大学病院で初めて予算化され正式に認可された。さらに平成17年4月に医療社会福祉部を改組し「地域医療連携部」を立ち上げ、受診支援と退院支援の両方を担うこととなった。退院支援は病棟から退院支援依頼票の提出によって開始され、医師・看護師・医療ソーシャルワーカーによる協働により行っている。当院の特徴として、遠方からの来院患者が多いため、近隣地域のみではなく広範囲の居住地を対象に支援を行っている。より細かなそれぞれの地域の情報をタイムリーに集め、切れ目のない支援が継続できるよう努力を続けている。

づかず、そのまま来院するというエピソードがありました。そのため、入院中に再度酸素ボンベの使用方法についての指導が必要と思われました。

ポイント

本事例のように進行性の呼吸器疾患の場合、治療によってどの程度呼吸状態の改善が見込めるかによって支援の内容が変わってきます。入院時には、リスクのない患者であったとしても、入院中の経過を常に注意し、退院時の呼吸状態、ADLの変化を見極めながら退院支援の必要性について常にアセスメントを行うことが重

Bさん

	退院支援スコア項目	評価
1	年齢	○
2	入院のきっかけとなった主疾患	
3	入院時ADL（歩行）	
4	入院時ADL（排泄）	
5	認知症	
6	介護力	
7	介護保険	
8	退院後に予測される医療処置	○
		合計2点

※評価　・0〜4点：退院支援不要
　　　　　　　（支援が必要となった際は依頼票を提出してください）
　　　　・5点〜：適切な時期に退院支援依頼票を提出してください

図2-1　スクリーニングシート　　　　　　（東京大学医学部附属病院地域医療連携部）

表2-1　医療上、生活・介護上の検討課題

医療上の検討課題	・特発性間質性肺炎の増悪に伴う、呼吸機能のさらなる低下。 ・多発ブラによる気胸を合併しやすい。 ・定期受診と、早期異常発見の必要性あり。 ・呼吸機能の低下に伴い、酸素投与量の変更の可能性あり。 ・入院前に設置した酸素濃縮器の容量の確認が必要。 ・酸素ボンベの使用法について再度指導が必要。
生活・介護上の検討課題	・治療の効果によっては入院前よりADLが低下し、介護が必要となる可能性あり。 ・日中は妻のみに介護負担がかかる。 ・入院前は、居住スペースが2階だったため、居住スペースの再検討が必要。 ・手すりなどの住宅改修要性の検討が必要。 ・介護保険は未申請のため、必要性を判断し申請を進める必要あり。

要です（表2-1）。

■生活・介護上の課題

家族は4人暮らしで妻は専業主婦、娘2人は仕事をもっていました。自宅は一戸建てで、Bさんはその2階部分を居住スペースとし、入院前は酸素濃縮器を2階に設置していました。治療後の患者のADL状態によっては、退院後の住環境の再検討が必要と考えられました。

本事例では、入院前のADLは自立していましたが、介護が必要となった場合には妻への介護指導が必要になります。さらに4人暮らしではあるものの日中は妻と二人きりになり、妻に介護負担がかかることが推測されます。また、入院前は2階部分を居住スペースとしていましたが、退院時の呼吸状態、ADLの状態によっては2階への階段が上がれなくなることが予測されます。そのため、退院後には居住スペースを1階に移すなど住環境を再検討する必要もあります（表2-1）。

第二段階　医療・ケア継続のための看護介入とチーム・アプローチ

1）院内情報収集・調整

入院加療が行われましたが、当初予測されていたようには症状の改善は認められませんでした。Bさんは安静時でも酸素が必要となり、さらに労作時はコンサービング・カニューレの使用が必要になりました。また、労作時の動悸感の訴えが強く、ベッド上で安静にしていることが多くなっていました。そのためトロッカー抜去後、6日目より（入院から21日目）下肢の筋力アップを目的にリハビリテーションが開始されました。特発性間質性肺炎は緩やかに進行していく疾患であり、本事例の場合には「気胸」を合併しやすいという特徴もあったため、退院後の生活を安定させるためには在宅医療機関との連携が必要と考えられました。また、入院前よりもADLは低下し介護が必要な状態でしたが、この時点では介護保険や身体障害者手帳はまだ申請していませんでした。

そこで入院から20日目に主治医・病棟看護師は、退院調整専門部署（地域医療連携部）への退院支援依頼を行いました。

2）院内カンファレンス

退院調整看護師は院内カンファレンスを開き、主治医に病状の経過と今後の治療方針を確認しました。①現時点で治療は完了していること、②呼吸状態は現在

表2-2 在宅支援アセスメント

1. 医療管理

① 病状確認、治療状況、今後の予測
現時点での治療は完了し、今後は維持管理の段階である。

② 本人・家人の理解、告知状況、受け入れ状況
自覚症状は持続しており、本人家族とも疾患の理解ができない。

③ 退院後の医療管理のポイント、管理能力の有無
退院後は、現状の維持と異常の早期発見が必要。

④ 在宅医療処置内容、セルフケア能力
在宅酸素が今後も必要で、酸素投与量のアップに伴う容量の確認が必要。
在宅酸素の管理は自宅でできていたが、携帯用酸素ボンベの使用方法の理解が不十分。

2. 生活介護の必要性

① ADL評価
・食事：自立、全粥食
・入浴・洗髪：入院前は自立、入院後は呼吸苦のため適宜介助を要する。
・洗面・歯磨き：入院前は自立、入院後はセッティングでセルフ可。
・更衣・整容：入院前は自立、呼吸状態に合わせ適宜介助を要する。
・排泄：排尿）尿器使用で自立（日中・夜間）、自宅では2階に居住し、2階に洋式トイレがあった。退院後は1階への居住空間の変更となる。1階のトイレは和式のため、住宅改修が必要。
　　　　排便）日中は車いすでトイレへ移動、夜間はポータブルトイレ使用。
・移動：自立度B-1⇒呼吸状態を平静に保てるように段差の工夫が必要。

② 家屋評価
・浴室：洗い場が狭く、浴槽も深い。手すりが必要。酸素使用し入浴必要。
・トイレ：2階は洋式トイレだが、1階は和式トイレのため住宅改修が必要。段差もある。
・家屋内移動：以前は2階に居住し、酸素濃縮器も2階に設置していた。今後は1階へ設置場所を変更し、1階部分での生活へ変更が必要。

③ 介護力評価
入院前は自立していたが、今回さらに呼吸状態悪化によりADLが低下したことを、本人・妻とも受け入れがたい。そのため、妻の介護負担感がさらに増加している。また、以前は患者自身が財産・会社について管理していたため、今後その代役を務めなければならなくなった妻の負担感がさらに増強した。

3. 患者自身、家族の「どうありたいか」

患者・妻とも入院前の「自立」した状況になりたいと思っている。

の状態が一番安定していること、③退院後には往診・訪問看護などのサービスを導入し、引き続き病状の観察と早期異常発見が必要であることが話し合われました。また、呼吸機能障害による身体障害者手帳申請が可能であることを確認し、申請を進めることにしました。さらに介護ベッドの利用や、入院前は2階部分が居

住スペースであったため、退院後に住宅環境の調整が必要と考えられました。呼吸困難のために日常生活でも介助を必要としており、介護保険の申請を進めることにしました（表2-2）。

3）患者・家族と退院後のイメージ共有

　退院調整看護師は、カンファレンスの結果を踏まえ、Bさん・妻との面接を行いました。しかし、Bさんは話すことも苦痛なため妻に判断を一任していたので、Bさんとは話さず妻とのみ話し合いました。

　右胸のトロッカー抜去部分の痛みがまだあること、動悸が続いていることなどの自覚症状があり、このままの退院では、また再入院をしてしまうのではないかとBさん・妻ともに不安に思っていました。さらに、Bさんも妻も「この状態で治療が完了している」とは思っていませんでした。面接の次の日は、治療効果を確認するためにCT検査を行う予定であったので、その結果を踏まえ主治医から現状の病状説明が必要であると、退院調整看護師は判断しました。

　また、日常生活における介護サービス利用や福祉用具の利用、および住宅改修の必要性が予測されたため、介護保険制度の説明と申請の勧めを行いました。また、医療費の負担軽減および福祉サービスが受けられるよう身体障害者手帳の申請も勧めました。

ポイント
　このように、本事例ではBさん・妻と医療者側の意識のずれが大きいことが面接で確認されました。まずはこのずれを解消することが大切です。Bさんに病状の理解があって初めて病気に対する対応を考えられるようになると思います。また、

表2-3　退院までの目標と支援

		退院までに目指す状態	実施する治療・ケア（支援）
医療上の検討課題		間質性肺炎 ①呼吸状態の安定 ②感染の管理	●呼吸器内科医師 ・呼吸管理、かかりつけ医と原病増悪時について連携。 ●看護師 ・内服薬の管理。 ・酸素カニューレ・酸素ボンベ使用方法の確認、指導。
生活・介護上の検討課題		歩行 ・酸素ボンベ使用による歩行 排泄 保清	●PT ・日常生活場面を想定しての歩行訓練を行う。 ●看護師 ・ベットからポータブルトイレへの移動動作見守り。 ●看護師 ・呼吸状態を観察しながら、呼吸苦を最小限に行う。

呼吸器疾患の場合、呼吸困難感は死のイメージに直結するため、より不安感が大きいものです。病棟看護師は、日々のケアの中で患者がどう考えているのか、どう思っているのかを常にキャッチしながら、介入のタイミングを見極めることも必要だと思います（表2-3）。

4）病棟における退院支援

医師は検査結果を踏まえ、再度Bさんと妻に、①現在の状態が一番よい状態であること、②今後は在宅生活を行いながらリハビリテーションを続けていくことを説明しました。

また、病棟看護師は退院後の生活を考えながら、妻に身体介護方法の説明や車いすへの移乗方法などの説明指導などを具体的に行いました。また、入院時に携帯用酸素ボンベが空になっていたことに気づけなかったエピソードがあったので、携帯用酸素ボンベの使用方法について再度、Bさんと妻に説明指導を行いました。

第三段階　地域や社会資源との連携・調整

1）在宅医療体制の構築

BさんのADLが入院前よりも低下していることから、今後通院が困難となることが予測されました。また、日常生活も呼吸状態を見ながらの生活が予測されました。そのため、往診医・訪問看護・住宅改修・福祉用具貸与などが必要でした。そこで、退院調整看護師はBさんの居住地域の情報の中から担当ケアマネジャーを選定し、訪問看護、往診医を選定していきました。そして、退院前カンファレンスの開催日程を調整しました。

2）退院前カンファレンス

退院前カンファレンスには、Bさん、妻、担当ケアマネジャー、病棟からは主治医、病棟看護師、作業療法士（以下、OT）、退院調整看護師が参加し行われました。

主治医は病状説明とともに、現在の状態がベストであることを再度説明しました。担当OTからは、筋力の低下はないが呼吸を安定させながらのリハビリテーションのため、ゆっくりと行っていることが説明されました。

妻からは、現在の病状が「これでゴールなのか」という思いや、今後の介護に対する不安が多く述べられました。Bさんは、静かに妻の訴えを聴いていました。

表2-4 退院後の支援（退院前カンファレンスの結果）

医療上の検討課題	間質性肺炎 ①呼吸状態の安定 ②感染の管理	・かかりつけ医の訪問診療。 ・訪問看護により、呼吸状態を継続して観察、異常の早期発見。
生活・介護上の検討課題	歩行 ①酸素ボンベ使用による歩行 ②排泄 ③保清 ④居住場所の変更	・訪問看護により、呼吸リハビリテーションの継続。 ・退院直後は尿器またはポータブルトイレを利用。退院後に住宅改修を行い、1階の和式トイレを洋式トイレへ変更、その後にトイレ歩行へステップアップ。 ・訪問看護により、シャワー介助から入浴介助へステップアップ。 ・ベッドを1階へ移動し、1階を居住空間に変更。 ・必要な箇所の段差解消、手すり調整。

今後の自宅での療養生活を安定させるために、往診医、訪問看護を導入し、また、住宅改修などを検討していくことを話し合いました。

🔑ポイント　患者にとって、妻の不安などを直接聞くことはつらいことかもしれません。しかしそれも現実であること、また、そのような負担感を軽減させるよう皆で努力して取り組んでいることなどを、カンファレンスを通して感じ共有してもらうことも大切だと思います（表2-4）。

3）退院前の準備・最終調整

Bさんはカンファレンスで妻からの不安の言葉を実際に聞き、少し落ち込んだ様子も見られましたが、静かに自分の現状を理解した様子でした。Bさんは当初、看護師に自分の気持ちを訴えることが少なくリハビリテーションに対しても消極的でしたが、次第に積極的に取り組む姿勢が見られるようになりました。

病棟看護師はカンファレンス後も引き続きBさんの気持ちを汲み取るよう努力し、日々の支援を続けました。また、妻も病棟看護師へ今後の不安などを表出しやすくなりました。妻は介護保険や身体障害者手帳の手続を行うことに対する疲労感や、今後の介護に対する不安、また、初めてサービスを利用するため他人が自宅に入ってくることに対する不安などを訴えていました。病棟看護師はそのつど訴えを聞きながら、退院調整看護師と連携をとり説明の補足などを依頼しました。

一方、退院調整看護師は酸素濃縮器を設置しているメーカと連絡を取り、酸素濃縮器の設置場所変更について連絡・調整を行いました。そして、担当ケアマネジャーと連携しながら、介護ベッドの搬入日、退院日などの調整を行い、退院となりました。

4）退院後のフォロー

退院後はかかりつけ医による在宅訪問診療と訪問看護を利用し、当院へは外来受診をしていません。担当のケアマネジャーからは、落ち着いて生活していると報告がありました。

まとめ

■本事例の退院支援・退院調整の評価

本事例では、Bさん・妻の病状の把握と退院後の生活のイメージのずれがあり、そのずれの修正が必要でした。さらに妻の介護負担感の軽減に重点を置き支援を行いました。呼吸機能障害による身体障害者手帳申請を行い、さらに介護保険申請により、医療費・介護費の経済的負担、および介護負担の軽減を図りました。

在宅ケア関連機関を構築する中で、連絡先が増えていくことにより、患者・家族に混乱が生じやすいと思われます。本事例の妻の場合は、このような手続を行うことが初めてで不慣れによる疲労感を訴えていました。また、もともとあまり社交的ではなく人見知りであること、他者が自宅に定期的に来ることに対する不安感なども訴えていました。退院調整看護師は妻が混乱しないように、妻への主たる連絡者を、病院内のことは病棟担当看護師、在宅改修に関してはケアマネジャーを中心とし、情報源の整理・調整を行いました。このように、退院調整看護師は常に全体を把握し、さまざまな調整を行うことが必要だと思います。

■呼吸器疾患患者の退院支援・退院調整のポイント

本事例の特発性間質性肺炎は進行性の疾患のため、公的制度の利用として、呼吸機能障害による身体障害者手帳の交付が見込めるかを検討しました。また、介護負担の軽減を図るため介護保険申請を検討しました。

また、本事例のように在宅酸素療法導入例では、今後酸素投与量が増える可能性がある場合、すでに設置されている酸素濃縮器の容量が十分なものであるか、携帯用の酸素ボンベは同調式でよいのか連続式がよいのかも確認が必要です。

●参考：リザーバー式酸素供給カニューレ
　　　・オキシマイザー・コンサービング・カニューレ
　　　・オキシマイザー・ペンダント　　　　　　　　　　（米国チャド社製）

> 呼気中の酸素を保存し、患者の酸素処方量を最大3/4ほど切り詰めることが可能。ペンダント式はリザーバー部分が胸元に収まり、普通のカニューレを使用しているときと同じ外観になる。このカニューレは在宅酸素療法指導管理料（→総論2・28頁参照）の範囲の中で通常の酸素備品として支給されるために、自己負担はない。

Comment

　Bさんは、前回入院時に呼吸器疾患とこれから付き合って生活するということを、どれくらい具体的にイメージできていたのでしょうか。前回も主治医は病気と入院中に提供した医療について説明し、その結果状態が改善したので退院しましょう、と伝えたのでしょう。このとき看護師は、患者が呼吸器疾患をもって生活することをイメージし、酸素療法をしながら生活するこの患者に合った指導ができていたでしょうか。つまり、ADLが自立であったり、理解力があると、見落としてしまいますが、患者が家に戻ってどんなことに困るだろうか、日常生活の中で不安なこと・工夫できること、感染や疾患の悪化を予防するという視点からできることは何か、といった生活場面をイメージした指導であり、これがとても重要な継続看護です。入院中に十分対応できなければ、外来看護師が退院後の初めての受診時に、在宅療養に関する評価をすることで悪化による再入院を予防することができます。この事例も、緊急入院時、携帯用酸素ボンベが空になっていたことが病棟で注目され、退院支援につながるポイントになっています。緊急入院の場合は当然ですが、入院目的から退院支援の必要性が見えてくるので、入院時情報を取るときには退院支援の必要性を予測する意味でも入院目的を意識しておきましょう。

　もう一つのポイントは、退院調整看護師が患者・家族と面談を行い、医療者側との意識のずれに気づき、医師が病状説明をする場面を設定したことです。この場面で妻は不安を表出することで、次の介護指導や療養の際に自分が何を知っておく必要があるかということに前向きになるきっかけになっています。Bさん自身も病棟看護師に思いを表出しながら、リハビリテーションにも積極的になっています。患者も家族も自分自身のこととして理解・受け止めができると、強く前向きになります。患者・家族と一緒に生活場面を想像していくことが、自立へとつながるのです。

（宇都宮宏子）

3 糖尿病患者への退院支援・退院調整
複数疾患をもつ独居・後期高齢者の在宅療養移行

在宅ケア移行支援研究所（前京都大学医学部附属病院地域ネットワーク医療部）
●宇都宮 宏子

key words：脳梗塞、糖尿病、動脈硬化症、後期高齢者、独居、慢性疾患、インスリン自己注射、創処置

事例概要　Cさん　80歳　男性

- **疾患名**：糖尿病、脳梗塞、閉塞性動脈硬化症
- **現病歴**：
  - 糖尿病：
    12年前から糖尿病で大学病院にて内服管理をしていたが、血糖コントロール不良で左足指循環不全のため壊死・痛みあり。インスリン導入も入院目的。
  - 脳梗塞：
    10年前に脳梗塞既往。軽度の右麻痺があり、つかまり歩行で室内移動。
  - 閉塞性動脈硬化症：
    右腸骨動脈瘤に対する評価と治療目的で、今回入院（循環器科病棟）となる。
- **生活状況**：独居、隣町に住む妹が世話をしている。
  長男は他県在住。
- **利用している社会保障制度**：介護保険（要介護1）
- **サービス利用状況**：
  電動車いす・電動ベッドの福祉用具レンタル、訪問看護による訪問リハビリテーション、訪問介護（掃除・買い物・炊事）
- **主訴（退院後の意向）**：
  本人は現状認識ができず、家に帰ることを強く希望してていたが、医療者・家族は現状をかんがみ、転院をすすめている。

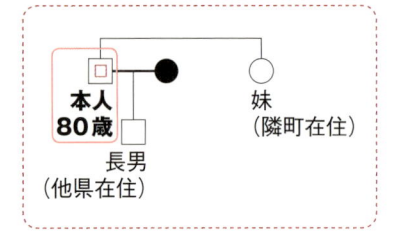

3 糖尿病患者への退院支援・退院調整

第一段階　退院支援が必要な患者のスクリーニング

1) 入院後の経過

　入院時スクリーニングシート（図3-1）のチェックから、Cさんは入院前から要介護状態で在宅サービスを利用していたことがわかっていました。また、今回のインスリン自己注射がどの程度自立できるかにより退院支援の必要性は予測できました。

　糖尿病治療に関しては、Cさんは、内服薬での血糖管理を強く希望し、インスリン自己注射を拒否していましたが、糖尿病専門医より血糖コントロールの必要性を説得され、自立に向けての指導が開始されました。左足指壊死組織は切開し、毎日処置していました。動脈瘤に対してはステントグラフト挿入術を施行、経過は順調で治療は終了していました。しかし、Cさんはインスリンの自己注射導入に納得できていないため当初から自己注射への抵抗感が強く、看護師から指導されることが思うようにできないことにいら立ちを感じ、また左下肢の痛みのために動けない状況に焦りと不安を感じているようでした。しかし、その気持ちを言葉にして伝えることはせず、リハビリテーションや看護師のケアの呼びかけに拒否をしていたので、「困った患者さん」として病棟看護師たちは感じ始め、訪室の頻度が減り夜間

支援の体制

京都大学医学部附属病院
1121床　診療科数21　平均在院日数：17.9日（H22）
退院支援専門部署：地域ネットワーク医療部／退院調整看護師1名、医療ソーシャルワーカー6名

■ 各病棟・外来に「退院支援担当者」を配置

　各病棟・外来に退院支援担当者を配置し、診療科の疾患・患者層の特徴から退院支援のシステムを構築（第一・第二段階のスクリーニングシートの開発、電子カルテの看護支援システムの活用、退院支援カンファレンスの開催）している。退院調整が必要な患者やがん患者の多い病棟では1回／週の退院支援カンファレンスに退院調整看護師・医療ソーシャルワーカー（MSW）が参加して、退院調整のコンサルト、早期の退院調整介入を行っている。部署に退院支援依頼がきた患者は全事例、主治医・病棟看護師・MSW・退院調整看護師による「初回カンファレンス」を開催し、医療チームの方向性を明確にしたうえで、MSWが患者・家族へのインテーク後に退院支援・調整介入を開始している。「早い段階で在宅療養をサポートすること」を目標に、外来通院患者への「在宅療養支援」を医師・外来看護師へ提案し、依頼数も増加している。部署の支援システムは完全電子カルテ化を行っている。看護部として「病棟看護師・外来看護師が主体的に退院支援・在宅療養支援を行うこと」の意義を位置づけ、教育・業務改善につなげてきたことが大きな成果になっている。

第2章 疾患別 退院支援・退院調整の事例

| 患者氏名： | Cさん | 性別：(男)・女 | 年齢： | 80歳 |

後期高齢者総合機能評価シート

1. 基本的ADL　■①排泄に介助が必要
　　　　　　　■②移動に介助が必要
2. 手段的ADL　■病棟外の検査・売店・郵便局等に一人で行け用が足せない
3. 意欲　　　　□自ら挨拶をしたり、スタッフに問いかけができない
4. 認知機能　　□①簡単な会話ができない
　　　　　　　■②記憶力に問題がある
5. 情緒　　　　□ふさぎこんだり、うつ傾向がある

チェックなし⇒問題なし
チェックあり⇒ひとつでもチェックがあれば主治医と対応を検討する。
　　　　★リハビリテーション依頼・認知機能評価・抑うつ状態の評価等

退院困難事例特定シート

Ⅰ．医療上の検討課題
1. 退院後も継続する医療管理・処置があり、サポートが必要　■

　(自己注射)・経管栄養（鼻注・PEG）・IVH・補液・(創処置)
　人工肛門・尿路系管理（留置カテーテル・自己導尿・ウロストマ）
　HOT・人工呼吸器（マスク式・気切下）・CAPD・血液透析
　疼痛管理（麻薬）・ターミナル期・(リハビリ継続必要)
　再入院（内服管理・生活療養に問題あり）・その他（　　　　）

Ⅱ．生活介護上の検討課題
　1. 看護情報活動・運動から
　　　入院前とADLに大きな変化があり　■
　2. 入院前から介護が必要であったが、サービス利用はなかった　□

Ⅲ．患者背景
1. サポートできる家族がいない（同居・別居を問わず）　■
2. 本人・家族の状況から医療管理・生活介護上の支援が必要な可能性がある　■

Ⅰ〜Ⅱにどれか一つでもチェックがあり、Ⅲの背景から在宅サービス利用の必要性が予測できる場合、退院支援を検討する。

（京都大学医学部附属病院老年内科・地域ネットワーク医療部共同作成）

図3-1　入院時スクリーニングシート（後期高齢者総合機能評価シート・退院困難例特定シート）

のナースコールにも対応を悩んでいる状態でした。

2）病棟看護師による退院支援カンファレンス

　退院調整看護師が参加する病棟看護師カンファレンスである「退院支援カンファレンス」で、受け持ち看護師から「自己注射教育が進まない。精神的にいらいらしており、教育する看護師に怒りをぶつけ、『わしには無理や』とどなる日々

3 糖尿病患者への退院支援・退院調整

が続いている。リハビリテーションも休みがちで、ベッド上で臥床で過ごす時間も多くなり、尿器での排泄も看護師任せになっている。独居の在宅再開は困難ではないか。転院先を探したほうがよいのではないか」（表3-1）と、退院調整看護師に対してコンサルテーションの依頼がありました。

ポイント そこで退院調整看護師は、受け持ち看護師を中心に患者との退院に向けた今の思いを確認、共有することを提案し、Cさんの意向に沿った退院支援を開始することが精神的安定につながることを伝えました。一般的に高齢夫婦や独居では「家には戻れないかもしれない」という漠然とした不安が、入院中の環境の変化や夜間の覚醒度の影響も受けてせん妄症状などの精神症状につながることが多いと考えています。退院に向けた目標を共有することが患者の精神状態の安定につながり、自己注射の練習やリハビリテーションへの意欲につながっていきます。

これを受け、受け持ち看護師は病棟看護師とともに、Cさんが「どういった想い」から今の怒りの表現になっているのか、「何を目標」にすることが希望であるのか、そのために「何が必要」かについて、Cさんと一緒に考え始めました。

表3-1 在宅支援アセスメント

■ ADL／IADL
- 食事：自立摂取・配膳介助のみ
- 排泄：尿）尿意あり、時々間に合わず失禁あり。尿器を使って排尿、尿捨ては看護師
　　　　便）失禁なし。看護師介助でポータブルトイレか身障者トイレで排泄。排便コントロールは内服で安定
- 更衣・整容：上半身は自立だが、下半身は介助要
- 洗面・歯磨き：ベッド上で自立。準備は看護師
- 保清：本人拒否もあり清拭（機能的にはシャワーチェアでのシャワー可能）
- ベッド回り動作：寝返り）自立
　　　　　　　　　起き上がり）電動ベッドで上体起こして、手すりを持って端座位
　　　　　　　　　立位）手すりを持って立ち上がりが可能だが、足幅が狭いままで立とうとすると転倒しやすい。
　　　　　　　　　歩行）訓練室では、PT見守りのもと平行棒内歩行訓練、病棟では歩かずベッドからポータブルトイレへ移乗も一歩踏み出すのみ
- 家事能力：代行者が必要（代行者／妹・ヘルパー）
- 財産管理：ある程度は可能だがサポート必要（サポート／妹）
- 外部との連絡：電話で可能
- 認知・理解力・会話：年相応の物忘れはあるが、コミュニケーションには問題ない。
　（病棟では、せん妄症状も出始めており問題になっていた。）

77

第二段階　医療・ケア継続のための看護介入とチーム・アプローチ

1) 院内の情報収集と方向性の検討

●本人の意向

医療スタッフの院内カンファレンス前に、受け持ち看護師が本人の思いを確認しました。

Cさんは、「病院や施設で生活することは考えていない。利用できるサービスを使いながら家に帰りたい。しかし、今まで左足に体重をかけて何とか歩いていたのに、傷ができてしまい、痛くて歩けない。インスリンの自己注射も看護師がいる病院でなら何とかできても、自宅に帰ってからはできそうにない。他県在住の長男には、『病院を探したほうがよいと先生にも言われた。家に帰ることは無理だろう』と言われたよ。情けないけど諦めなあかんか…」と涙ぐんで訴えました。

●受け持ち看護師の考え

Cさんとの面談を経て、どのような方向が目指せるかを看護師チーム内で整理・検討しました。その結果、「独居ではあるが、サポートしている妹や長男の意向も確認したうえで在宅療養の可能性を再度検討し、それをもとに方向性を決めたほうがよい。"夢はあるが、諦めかけている"状態では、リハビリテーションもインスリン自己注射の練習も前に進まない」と受け持ち看護師は判断しました。そこで、自宅退院を目指して退院支援を始めることを看護師チーム内で提案しました。

●担当理学療法士の意見

退院調整看護師は、担当の理学療法士（以下、PT）にリハビリテーションの状況を確認し歩行の可能性を評価するために、Cさんの訓練を見学しました。

担当PTから、次のような意見がでました。

- 右麻痺により、左に荷重をかける歩行で長年歩いていたためバランスを悪くし、これが原因で生じる痛みのため移動ができない。ふらつきもあり、歩行への不安感が強いという状況である。潰瘍の治癒状況にもよるが、時間経過に伴う筋力低下はみられないので、歩行の回復は見込める。
- リハビリテーション室では、車いすからの移乗は自立している。病棟では転倒リスクが高く、全介助で移乗させている。車いすを止める位置や、手すりを持って体重移動をするよう声かけすることで移乗は見守りで可能であろう。

そこで、退院調整看護師はPTに対し、病棟で日常生活場面での移乗訓練を始めるよう、病棟看護師へ指導してもらうことを依頼しました。

そして、リハビリテーションの目標を、次のように設定しました。

目標：安定した歩行での退院には時間がかかるので、退院後リハビリテーションを継続してつかまり歩行を目指す。退院後は歩行器を使用し、訪問リハビリテーションやヘルパー・家人の来訪時に歩行訓練をすることとし、自立に向けたステップアップを目指す。

● **関連診療科の医師の意見**

　複数疾患をもつため、循環器科主治医に相談しながら、糖尿病科・皮膚科の医師に対し治療状況評価と今後の見通しについて退院調整看護師が確認しました。

①皮膚科医師
- 感染の兆候はなく、2週間程度で肉芽の形成も進み、洗浄・軟膏塗布・ガーゼ保護の処置も隔日程度の頻度でよい。その頃には痛みも軽減していくであろう。
- 退院後に訪問看護で処置が継続できれば、週1回の外来受診により退院可能。

②糖尿病科医師
- 朝・夕食後の固定打ちで血糖も安定しており、退院可能である。
- 低血糖になることはないが、シックデイ対策や、食事量や全身状態から判断して日々の状態を診てもらえるかかりつけ医は必要。病状が落ち着けば訪問診療医に移行してもよい。

2）本人・家族との合意形成

　Cさん、長男、妹、受け持ち看護師、退院調整看護師とで、Cさんの自宅へ戻りたいという希望と院内の情報をもとに、話し合いをもちました。

　妹からは、「本人の思いもわかるので、在宅でのサービスを増やしてもらいながら家に連れて帰ろうと思う。インスリンのこともあるので、落ち着くまで自分がしばらく住み込むつもりである」との話がありました。長男も、「転院のほうが安心かと思ったが、本人が意欲をなくしてしまうのでは意味がないと思った。叔母に協力してもらいながら、どこまでサービスが使えるかも含めて考えていきたい」とのことでした。Cさんは、2人の話を聞いて「頑張ってインスリンの自己注射もできるようになる」と意欲をみせていました。

3）院内カンファレンス

　これらの結果をもとに、医療面と生活・介護面の検討課題に分けて、退院支援計画を立てました（図3-2）。

■ **医療上の検討課題**
● **インスリン自己注射**
目指す目標：朝・夕のインスリン注射の手技の自立。

第2章 疾患別 退院支援・退院調整の事例

<table>
<tr><td colspan="3" align="center">退院調整面談用紙</td></tr>
<tr><td>（患者氏名）</td><td>Cさん</td><td>平成 ○ 年 ○ 月 ○ 日</td></tr>
<tr><td>病棟（病室）</td><td colspan="2">循環器科病棟</td></tr>
<tr><td>病名・状態
（他に考え得る病名）</td><td colspan="2">右腸骨動脈瘤評価と治療、血糖コントロール</td></tr>
<tr><td>支援メンバー</td><td colspan="2">（主治医）・（病棟看護師）・ 在宅スタッフ（ケアマネジャー、訪問看護師）
（患者）・（家族）・ その他（　　　　　　　　　　　　　　）</td></tr>
<tr><td>退院支援計画を行う者の
氏名（下記担当者を除く）</td><td colspan="2"></td></tr>
<tr><td rowspan="3"></td><td>退院に向けての問題点</td><td>解決のための支援内容</td></tr>
<tr><td rowspan="2">医療上</td><td>・インスリン自己注射が必要

・創処置</td><td>・本人と妹さんへ指導

・訪問看護によるサポート
（インスリン手技確認と創処置）</td></tr>
<tr><td>生活介護上</td><td>・独居
・排泄に介助を要する

・リハビリテーション継続により
つかまり歩行は可能</td><td>・入院前からサービス利用
・尿器での排尿自立、ポータブル
トイレへの移乗を自立
・介助者がいるときは歩行器歩行の
練習。訪問リハビリテーション継続。</td></tr>
<tr><td>目指す退院先</td><td colspan="2">[自宅] 利用予定のサービス
　　　　　在宅医 ・（訪問看護）・（ケアマネジャー）
　　　　（電動ベッド）・（車椅子）・ その他（ヘルパー、訪問リハ）
利用制度（（介護）・ 自立支援 ・ 難病施策　）
[転院] 回復期 ・ ホスピス ・ 一般 ・ 療養

候補病院名　[　　　　　　　　　　　　　　　　　　]</td></tr>
<tr><td>退院時期の予想</td><td colspan="2">○ 年 ○ 月 ○ 日 頃
注）上記内容は、現時点で考えられるものであり、今後の状態の変化等に応じて変わり得るものである。
（退院支援計画担当者）　　　　　　　　　　　　　　　印
（本人）</td></tr>
</table>

図3-2　退院支援計画書　　　　　　　　　　　　　　　　（京都大学医学部附属病院地域ネットワーク医療部）

- 血糖チェック・注射手技ともに自立は可能であるが、忘れてしまうこともあるので、声掛け・見守りが必要である。
- 退院後は、朝は朝食の準備に入るヘルパー、夜は訪問看護ステーション（夕方訪問可能）により支援。
- 自立が無理であれば妹が代行するか、または内服に戻す。治療方針自体の修正が必要である。

表3-2 生活・介護上の検討課題（入院前と現在の状態）

	入院前の状態	現在の状態	退院時に目指す状況
排泄	・トイレで自立	・ベッド上尿器 ・ポータブルトイレへ介助移動	・独居時、尿器・ポータブルトイレで排便 ・介助者がいるときはトイレ使用（歩行器）
食事	・外食（電動車いす） ・ヘルパーによる炊事	・セットして自力摂取	・ヘルパーによる炊事（セッテングは妹・ヘルパー）
入浴	・自宅シャワー	・ベッド上清拭	・介助によりシャワー
外出	・電動車いす	・車いす介助	・退院後、リハビリテーション継続

● 創処置の継続

現在の症状：左足低部・第1，2，4，5足指にデブリドメントをした後の創あり。壊死組織除去後、週2回の頻度でゲーベン®クリーム塗布後ガーゼ保護。

目指す目標：処置前後はシャワー洗浄が可能な状態で、退院を迎える。

・退院後は、訪問看護師がインスリン自己注射の見守りで入った時に、創処置も行う。

ポイント

どのような状態で退院可能なのか、または退院時はガーゼ交換などの処置の頻度はどれくらい必要か、これらのポイントで皮膚科医師と、誰が処置するか、感染や異常に早期対応するために訪問看護師や医師の評価がどれくらいの頻度で必要かを検討しました。退院後に創処置が継続する場合、部位によって「排泄時交換」「入浴時交換」「毎日交換」というように、生活動作の場面と合わせて処置をすることで負担が少なくなります。

■生活・介護上の検討課題

入院前の状態との比較（表3-2）で大きな問題になるのは、ベッドからの立ち上がり・座位保持、安定性を確保する・立位維持・移乗の動作が不安定など、できないことが病棟で多く、「介助を要する状態」でした。

しかし、リハビリテーション室で訓練中のCさんは、車いすから自分で平行棒内を3回往復できるような運動機能がありました。ただ、以前からの軽い右麻痺があるため、左下肢に荷重をかける歩行であったため、左足低部の痛みのために荷重できず、ふらつきがあり、歩行への不安感がありました。

ポイント Cさんは独居で介護者が不在のため、日常生活動作は、①排泄、②食事、③更衣・保清方法の順に検討することがポイントです。排泄は、食事や入浴のように予定を立ててサービスを導入することが難しいので、どのような排泄動作が一人でも安全であるか、退院に向けてリハビリテーションの視点から検討しました。

4）病棟における退院支援

● インスリン自己注射の手技指導

インスリン自己注射は、見守りのもとで可能にすることを目標として、糖尿病認定看護師と連携して取り組みました。妹にも手技の指導を行い、Cさんの支援を依頼しました。

さらに、妹やヘルパーが声かけを行う際のポイントや忘れそうな点を紙に書き出し、退院後は枕もとに張り、手技の支援が統一できるようにしました。

● インスリン・創処置時の物品準備

訪問看護師や妹が自宅で行う方法を想定し指導するとともに、必要物品を取り揃える準備・支援を行いました。

インスリンは、退院時に次回糖尿病内科受診までの必要量が処方されるように、依頼しました。

創処置は、ベッドサイドで洗面器に足浴をして処置することとしました。ベーゲン®クリームは処方されますが、ガーゼや固定用テープは私費購入となるので準備を依頼しました。

● リハビリテーション

ベッド回り動作の安定性を目指し、移乗は見守りで可能、排泄動作も自立となるよう、声かけを行いました。

第三段階　地域や社会資源との連携・調整

1）ケアマネジャーとの連携（在宅医療体制の再構築）

本事例の場合、すでに介護保険サービスを利用中であり、担当ケアマネジャー・訪問介護ステーション・訪問看護ステーション（訪問リハビリテーションとして利用）とのかかわりがありましたので、第二段階の患者・家族の意思決定ができた時点で、退院調整看護師はケアマネジャーに電話連絡を始めました。

すでにケアマネジャーが患者・家族とかかわっている場合、「家屋評価」や「自宅での生活状況」「入院前の家族の支援状況」「患者の家族や地域との関係性」な

どの情報をもっているので、入院前と比較して支援やサービスの組み立てがスムーズにできます。

■医療上の検討課題

　医療ニーズは、本事例のように現疾患（入院の原因となった疾患）以外に複数有する場合もあります。退院支援において障害になる点が、他の疾患からくる場合は、自宅退院を目指すために専門医に確認しながら、優先する医療管理を明確にすること、そのうえで患者・家族のコンプライアンスから支援の組み立てを考えることが重要です。

　本事例の場合は、病棟看護師がインスリン自己注射の手技の指導を教育評価を行いながら進め、不十分な点は声かけにより可能となるのか、手助けがいるかどうかにより、訪問看護またはヘルパーとの支援体制を組みます。

　朝は、朝食準備がヘルパー利用となるので、「声かけ・単位数の確認」をヘルパーに依頼しました。夕方は、皮膚科処置が隔日必要となるので、夜8時まで訪問可能なステーションに依頼し、退院後は「特別訪問看護指示書」を発行、頻回の訪問看護を医療保険枠で利用することにしました。

　妹にも手技の教育を行い、本人ができない場合の支援を依頼しました。当院への受診は妹が介助することになりました。

■介護上の検討課題

　退院調整看護師は、病棟看護師から得た情報とアセスメント（表3-2）からデイリーケアへ落としこみ、どの部分が妹や長男で可能か、在宅サービスでサポートできることは何かを、ケアマネジャーと調整していきました。

　退院後に向けてまず、排泄や室内移動時の安全を考え、住環境を見直します。そして入浴や外出といった活動レベルの高い動作時に、人的サポートの利用を考えます。本事例の場合、皮膚処置と併せてシャワー介助を訪問看護師に依頼し、歩行が安定してきたら浴槽への出入り方法も評価し入浴介助へ進めます。

　排泄は、一人のときは尿器やポータブルトイレでの排便とし、妹やヘルパーなどがいるときは歩行器を利用して、トイレへの歩行を見守りとしました。

　外出は、居室から玄関、道路までの段差・距離などから、車いすでの移動とし、退院後の経過で次のステップをケアマネジャーに検討してもらいます。

　担当PTや作業療法士（OT）との連携は重要なポイントになります。本事例の場合も、自宅環境をイメージしてポータブルトイレへの移乗方法やトイレでの体幹移動の訓練をしたりすることが安全性を高めることにつながります。注意するポイントが明確になると、ヘルパーや妹にも転倒予防の意識や声かけのコツがわかり、

安心へとつながります。リハビリテーションの進み具合をみながら、細かい情報や訓練の様子を適宜ケアマネジャーへ電話や書面で送っておきました。

2）退院前カンファレンス

創状態・インスリン自己注射の自立度・ベッドからの移乗動作に安定がみられたので、具体的な在宅サービス調整のためのカンファレンスを開催することになりました。ケアマネジャー、訪問看護ステーション（訪問リハビリテーション）、ヘルパーなどの在宅ケア関係者に来院してもらい、今回の入院経過や新たに発生した在宅における問題などを共有し、在宅療養に向け話し合いを行いました。カンファレンスには、Cさんと妹に同席してもらい、院内からは主治医・病棟看護師・担当PT・OTも参加しました。

事前に「在宅支援依頼票」をケアマネジャーに送っておき、カンファレンスでは問題点を整理・確認し、調整していきました。本事例の場合、退院後は頻回の訪問看護が必要であり、特に夕方のインスリン見守りのために夕方派遣の可能な訪問看護ステーションも併用することになり、新しい仲間として訪問看護ステーションの所長がカンファレンスに参加しました。

●話し合った内容
①インスリン自己注射手技の自立状況と今後の体制検討
②皮膚科治療経過と退院後の創処置方法・指導
③リハビリテーション担当者よりリハビリテーションの進行状況と、看護師よりADLの詳細報告（ベッドサイドで実践）
　退院後のケア体制の確認（訪問リハビリテーションでの継続内容の確認）
④退院後の医療管理体制の確認
　・当院外来：糖尿病内科（インスリン処方・物品調達）、神経内科
　・特別訪問看護指示書：退院時は循環器医師と皮膚科医師の連名で「特別訪問看護指示書」を記載
⑤退院までに準備する書類：看護情報提供書、特別訪問看護指示書、リハビリテーションサマリー

最後に、退院までに準備する書類や物品の確認も行いました。在宅サービス事業所の派遣の準備やレンタル商品の納品などの準備があるので、退院の目安を伝えました。実際の利用したサービス内容は表3-3のとおりです。なお、Cさんは退院後に介護保険の区分変更申請をし、入院前の要介護1から要介護2になりました。

表3-3　在宅療養生活へのサービス計画（利用サービス内容）

1. 環境調整

- 電動ベッド（以前からレンタル）、車いす（以前からレンタル）、ポータブルトイレ（購入）
- 固定式4点歩行器（レンタル）
- 玄関段差解消のためのスロープ（以前からレンタル）

※室内はすでにバリアフリーで、床面もフローリングにしている。

2. 人的サポート

①ヘルパー：毎朝（一時間半の滞在）
- 朝食準備（簡単な下ごしらえは、前日妹が行う）・セット
- 紙パンツ・尿パッド交換、必要時更衣介助、尿器・ポータブルトイレの後始末。歩行器を使って歩行しトイレで排便介助
- インスリン自己注射の準備・見守り・声かけを実施

②訪問看護：退院後2週間は毎日訪問（夕食前）
- 創処置・インスリン手技確認
- 2回/週、シャワー浴介助をして創処置

※皮膚科処置が不要になり、インスリン自己注射が自立すれば回数を減らしていく。

- 歩行状態評価し、自宅浴槽での入浴方法の評価。訪問看護ステーションのPTとリハビリテーションを継続

③妹
- 買い物・食事の準備・掃除・洗濯は、昼頃に患者宅に来て実施。退院後はしばらく泊まりながらサポート
- 病院受診は車いすにて介助

④長男
- 可能な範囲で訪問、叔母への応援

3. かかりつけ医：皮膚科処置が不要になり次第導入 *

- 糖尿管理・循環器管理も含めて、内科開業医に訪問診療での支援導入を検討

＊：実際には退院後半年後に導入、当院外来は3カ月に1度の間隔でフォロー受診している。

まとめ

■本事例の退院支援・退院調整の評価

　高齢者にとって入院生活は非日常です。独居・夫婦だけという生活から入院によりほとんどが他人との狭い空間を共有する生活となり、ストレスも多くなります。本事例のように「帰りたい」という思いはあっても、「一人でやれるだろうか、今さら注射なんて打てないよ」という不安や焦りのなかで精神的に不安定になりま

す。さらに怒りの感情から攻撃性が強まり、病棟スタッフから「困った患者」という目で見られ、ますます訪室が減ってしまう、このような悪循環になり、時にはせん妄症状だ、認知症の進行だ、精神科受診だという流れになることも多くないでしょうか。

　「患者はどのように考えているのだろうね、一度ゆっくり話してみよう」とベッドサイドに折りたたみ椅子を持っていき、「少し話していいかな」と患者と向き合う場面を作ってみましょう。現在の「できていない話」ではなく、一人で頑張って暮らしていたときのことを聞いて、「もう一度再開できるかな、そのためにどうしたらいいだろう」と患者と一緒に想像し、新しい生活を創造する。このかかわりが「退院支援」なのです。

　Cさんが病態を理解して「わかった、インスリン頑張る、教えてくれるか」と病棟看護師を見たときの表情は、困った患者ではなく一人の前を向き始めた生活者の表情でした。

　退院支援の場面では、入院病棟診療科（循環器）と糖尿病科、そして皮膚科の3科の医師に現状と今後の予測を確認し、退院後の生活に大きく影響する課題は何か、在宅での注意点や生活上の工夫はないかを病棟看護師や糖尿病認定看護師、そしてリハビリテーションスタッフと組み立てていきました。

　また、この事例では入院前からのケアマネジャーや訪問看護師などの在宅ケア関係者がいて、患者との信頼関係が強く「退院」に積極的でした。在宅ケアの経験がない退院調整看護師やMSWも、在宅ケア担当者に早い段階で相談をすることで「在宅でのケアをどのように組み立てて独居の要介護者を支えるか」が具体的にイメージできます。退院後のケアプランを立てるのはケアマネジャーなので、入院医療の情報を早く提供し、在宅で継続できる方法を一緒に考えてもらいました。ケアマネジャーや訪問看護師のもっている知識や経験を、いかにコンサルテーションして自分の経験にするかが退院調整部門のレベルアップにつながります。

■糖尿病患者の退院支援・退院調整のポイント

　糖尿病患者には、入院時から退院支援をイメージした医療を提供することが重要だと感じます。医師が血糖値などのデータだけを見て治療方法を決めると、在宅での継続が困難な方法になる場合もあります。患者のコンプライアンス・家族によるサポート体制を評価し、主治医と継続可能な方法を考えることが必要です。

　患者・家族が高齢者だったり、理解・記憶に問題がある場合、インスリンを二重打ちして低血糖になったり、嘔吐や下痢をしているのにシックデイ対策ができないためいつもどおりの注射をして低血糖になるといったことも多いのです。注射の手技を毎回訪問看護師に依頼するのは現実的ではありません。血糖の評価や手技

評価について訪問看護のサポートを受けるとよいでしょう。また、治療の結果をどこに求めるかを検討し、血糖は少し高めでも安全な方法を考えることも必要です。事例により①「内服」へ切り替える、②就労している家族の生活時間に合わせて「一日1回打ち」にする、③退院後「特別訪問看護指示書」を発行し、患者が自立するまで訪問看護でサポートするなどを検討しましょう。糖尿病認定看護師にも治療方法の決定・指導方法に加わってもらうとよいでしょう。

　糖尿病患者は、自己注射・内服管理・シックデイ対策が必要です。そして血液透析・下肢切断・神経障害によるADL低下・脳血管性認知症・視力の問題など、合併症からくるさまざまな医療管理・生活の困難さを抱えることが多くあります。病状の進行をフォローし、合併症を防ぎ要介護状態にならないことを目的に、早い段階で訪問看護を利用することで、予防的な訪問看護のかかわりに期待したいです。

参考文献

1) 篠田道子編, 全国訪問看護事業協会監：ナースのための退院調整, 日本看護協会出版会, 2007.

Comment

　インスリン注射が退院を難しくする要因になることはよくあります。本事例で重要な点は、インスリン注射が必要だが本人が覚えようとしない、また家族も頼りにならない、では施設を探そうという単純な思考過程をたどらなかったところです。Cさんにインスリン注射の指導を開始したが本人がそれを嫌がっている、なぜだろうか、家族はそれをどう思っているのだろうと、当事者たちに思いを巡らしています。そして、インスリン注射以外の状況についても、それぞれの専門家と今後の方針について、可能性を含めて検討していくことで、本人と家族が退院後の生活について具体的なイメージを作り上げていく支援につながっていることが、ポイントです。

　本事例は、退院支援・退院調整のプロセスにおいて、さまざまな要因を広い視野で検討することで少しずつ絡んだ糸がほぐれるように状況が整理され、それとともに患者と家族の気持ちも落ち着いてくるという変化が確認された貴重な事例であるといえます。

　特別指示書により退院直後から訪問看護を活用したことも、疾病マネジメントを必要とする本事例には有効であったと考えます。

（山田雅子）

第2章　疾患別　退院支援・退院調整の事例

4 脳血管障害患者への退院支援・退院調整
リハビリテーション病院に転院後、再入院し在宅療養を決心した患者・家族

NTT東日本関東病院　予防医学センター（前総合相談室）
●宗川 千恵子

key words：脳幹梗塞、糖尿病、尿道カテーテル、気管切開、吸引、後期高齢者、老老介護、転院支援、再入院、ソーシャルワーカーと連携、介護保険申請

事例概要　Dさん　82歳　男性

- **疾患名**：脳幹梗塞
- **現病歴**：
  - 入院までの経過：
    200X年10月7日、自宅で倒れ近隣の救急病院搬送。四肢麻痺で左手指のみ多少動かせる程度で、検査の結果脳幹梗塞と診断される。家族がセカンドオピニオン目的で当院受診。当院での治療継続を強く希望したため11月1日当院転院となった。
  - 入院時の身体所見：
    JCS10、問いかけにはうなずきでコミュニケーション可能。経鼻胃管からの栄養施行中。
  - 入院中の治療経過：
    CT検査の結果、脳底動脈高度狭窄を認め、シロスタゾール（プレタール®）、ピタバスタチン（リバロ®）内服。当院入院前より誤嚥性肺炎が認められ、抗生剤投与し、喀痰による気道閉塞予防のため一時的に気管内挿管施行し、11月13日気管切開施行。四肢麻痺に対しては、廃用予防にリハビリテーション開始。
- **既往歴**：糖尿病、高血圧
- **ADL**：寝たきり全介助レベル、尿カテーテル留置中。
- **生活状況**：
  - 生活歴：63歳までねじ工場に勤務していた。
  - 家族構成：現在は妻（77歳）との二人暮らし。長女家族は隣区、次女家族は隣県に住んでいる。キーパーソンは長女。
- **利用している社会保障制度**：なし

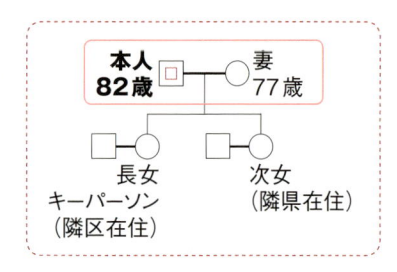

本人82歳 ─ 妻77歳
　│
長女（キーパーソン）（隣区在住）　次女（隣県在住）

今まで元気だった人がある日突然倒れ、寝たきりになってしまった現実を家族が受け止め、自宅から遠方のリハビリテーション病院へ一旦転院させたものの、患者は生きる希望を失うとともに誤嚥性肺炎を併発してしまいました。患者は再度当院へ転院、その後家族は自宅につれて帰ることを決心し、自宅療養を実現させた患者・家族への退院支援について紹介します。

第一段階（初回入院）　退院支援が必要な患者のスクリーニング

1）効率的なスクリーニング

■スクリーニングシート

　総合相談室では従来よりスクリーニングシートを活用し、退院支援が必要なケースの早期発見と介入に向けた取り組みをしていますが、今までは限られた病棟のみの運用でした。2008年4月に後期高齢者退院調整加算が算定できるようになったことを契機にスクリーニングシートの内容を簡略化させ（図4-1）、全病棟で実施できるようシステム化しました。

■脳卒中センター・カンファレンス

　脳卒中患者の効率的な入退院を実現させるために、当院では「脳卒中センター・カンファレンス」にソーシャルワーカー（以下SW）が参加し、退院支援が必要なケースの早期発見と介入を行っています。

支援の体制

NTT東日本関東病院
606床　診療科数27　平均在院日数：11.8日（H22年度）
退院調整専門部署：総合相談室／ソーシャルワーカー4名、退院調整看護師1名
　　　　　　　　　がん相談支援室／ソーシャルワーカー1名、看護師3名（がん看護専門看護師を含む）

■総合相談室の体制

　総合相談室では、転院相談や経済的な問題などがメインとなっている患者においてはソーシャルワーカーが担当し、医療依存度が高く、訪問看護ステーションやケアマネジャーなど地域の在宅サービス・ケア関係機関と密に連携し、自宅退院する患者においては退院調整看護師が担当している。なお、平成19年4月に地域がん診療連携拠点病院に指定され、がん相談支援室が開設された。ここでは、がんに関連する相談やがん患者の退院支援を行い、各々の専門性を生かし協働して業務を遂行している。

第2章 疾患別 退院支援・退院調整の事例

後期高齢者（75歳以上）退院支援スクリーニングシート

患者氏名	患者番号	年齢
主疾患名	病棟	入院日

以下に一つでも当てはまる場合は、入院日から3日以内にチェックし、相談室にFAX送信してください。

① □家族不明・介護できる家族がいない

② □健康保険に加入していない

③ □入院前よりもADL低下（自力で排泄・身支度・食事摂取ができない・歩行困難等）が予測される

④ □コントロール困難な症状がある（例：痛み、呼吸苦等）

⑤ □退院後、新たな医療処置の必要がある
　　具体的内容（　　　　　　　　　　　　　　　）

⑥ □認知症、または問題行動がある

⑦ □一ヶ月以内に、予定外の入退院が2回以上ある

（その他伝えたい情報がございましたら記載ください）

図4-1　(新) スクリーニングシート　　　　　　　　　　　　（NTT東日本関東病院）

　脳卒中センター・カンファレンスは毎朝開催され、医師（脳神経外科医、神経内科医、リハビリテーション科医）、病棟看護長、リハビリテーションスタッフ（理学療法士、作業療法士、言語聴覚士）、SWなど多職種が参加しています。
　ここでは入院からほぼ2日以内に治療方針の決定と初期評価、退院の方向性（自宅退院、リハビリテーション病院への転院、療養病床への転院）を話し合います。
　カンファレンスでは、SWが患者や家族とのかかわりの中で出された生活上の課題や不安を報告し、チームで患者のリハビリテーション後の将来的な生活像を予測し、適宜方向性の再検討をしています。このように、さまざまな角度からの情報

が統合できるような仕組みになっており、総合相談室の介入が必要なケースは、そこでもスクリーニングされます。

2）総合相談室介入の経緯

本事例は重症かつ発症から約1カ月経過しており、当院への転院目的は、急性期リハビリテーションと気管切開、胃瘻を施行し、速やかに回復リハビリテーション病棟への転院でした。したがって初回の外来受診の際に、ハイリスクケースとして総合相談室の介入が必要であると、主治医から転院依頼を受けました。

現在の医療保険の仕組みでは疾患や発症日によってリハビリテーション病院への受け入れ可能期間が決まっており、脳血管障害の場合は発症から2カ月以内とされています。患者の病態や将来的な予測、患者や家族の希望や介護力、経済力などさまざまな側面からアセスメントして、患者や家族が納得できる転院先をスムーズに探さなければなりません。

以下に、初回入院時のSWとDさんおよびその家族の退院援助の経過について紹介します。

第二段階（初回入院）　医療・ケアの継続のためのチーム・アプローチ ―SWによる転院援助―

1）家族との合意形成―家族の想いを傾聴、今後の方向性・選択肢の情報提供

長女（キーパーソン）はSWとの初回面接時、「一度にいろんなことが起きてしまって動揺しています。今まで大きな病気をしたことがなかったのに…。私の理解としては、脳卒中は大変な病気だけれどリハビリテーションを行えば何とか歩けるようになると思っていました。父のような重い障害になることもあるのですね」と話されました。今まで健康だった父親がある日突然倒れたとき、残された家族には一気にさまざまな出来事が降りかかってきます。長女はそんな不安な気持ちをSWに吐露し、SWはその家族の気持ちを受け止めました。

また、SWは国の医療の仕組みとして病院が機能分化されている現状と当院が急性期病院として地域から求められている役割や、回復期リハビリテーション病棟の受け入れ可能期間が2カ月以内と定められていることなどわかりやすく説明し、速やかに転院が必要であることを家族に理解していただきました。D氏の場合は発症が10月7日なので、12月6日が回復期リハビリテーション病棟へ転院できる最終期限となります。

長女からは「たくさんリハビリテーションをすることはできないと思いますから、転院先は環境がよく精神的に父が落ち着くところがよいです」という意向が伝えられました。
　そこでSWは、入院期間や費用、転院手順などについて具体的に説明し、今後の療養生活がイメージできるよう適切な情報提供をしました。今まで病院とは無縁の生活を送っていた家族にとって、病院の機能によって入院できる条件などが違うことなど今回初めて聞く内容の情報ばかりなので、混乱したり情報が正しく伝わらなかったりする場合もあります。また、十分な説明がないまま転院援助をすると、患者や家族は病院に対して「追い出され感」を抱きかねません。患者や家族の理解度に応じて、わかりやく丁寧な説明や情報提供は重要な援助と考えます。
　当院では、転院援助については病院や施設に関する情報に精通しているSWが担当しています。このように退院調整看護師と役割分担することで、患者や家族へより的確な情報提供ができること、また患者や家族の療養先の選択肢も広がり、質の高い転院援助が可能となります。
　また、家族の中で誰がキーパーソンとして機能するのかを見極め、家族間の意思統一を図っておくことも重要です。そうすることで家族の意向が明確になり、支援者も各々の家族の思いに振り回されず双方の方向性を合わせることが容易となり、効果的な支援を行うことができるからです。

第三段階（初回入院）　地域や社会資源との連携・調整　―転院先の検索―

　SWのアセスメントにおいて、本事例はリハビリテーション適応外とされるほど重い障害があったため、リハビリテーション病棟への転院に関しては非常に困難を極めました。
　SWはご家族の希望や経済面などを確認したうえで、30カ所近くの転院先病院を打診しましたが、上記の理由からほとんど断られました。その中で、1カ所は胃瘻造設されていれば受け入れ可能、2カ所は現在の病状および医療処置内容で受け入れ可能という返事でした。
　しかし、新たな問題が生じました。それは、当院では12月3日に胃瘻造設予定でしたが、回復期リハビリテーション病棟への転院可能日のリミットは12月6日です。ですから胃瘻を3日前に造設した場合、万が一胃腸症状など胃瘻に関連した病状トラブルの出現が予測されます。そうすると回復期リハビリテーション病棟へは転院できなくなる可能性が出てきました。その現状をSWは主治医に伝え、主治医から家族へ説明したところ、家族は胃瘻を造設せず回復期リハビリテーション病

棟へ転院することを選択されました。

　家族が選択した病院は自宅から2時間30分かかる緑に囲まれた環境のよい遠方の療養型病院の回復期リハビリテーション病棟でした。家族が自ら入院相談に行かれ、病院の雰囲気や環境面などから選択した病院です。SWとしては、もっと自宅から近い転院先を探してあげたいという気持ちがありましたが、現実は厳しかったようです。

ポイント
　ここで重要なことは、必ずキーパーソンである家族が実際に転院相談に行き、転院先の病棟見学や病院の相談員から直接説明を受け、患者や家族に自己決定していただくことです。そうすることで、家族も納得のいく選択ができるからです。

　転院先が決まり、家族の気持ちに少し余裕がみられるようになり、表情も和らいできました。そこでSWはさらに少し先の見通しが考えられる状況に家族があると判断し、介護保険の概要について情報提供をしました。

　患者や家族にとって将来の方向性が見えるだけでも精神的に安定します。特に脳血管障害の場合、突然の発症でさまざまな麻痺などの後遺症が残り生活が一変してしまうケースも多く、障害を抱えながらどう生活していけばよいのかを導いてくれる水先案内人が必要なのです。

　また、Dさんのように重度の意識障害で継続した医療処置が必要なケース、集中的にリハビリテーションをすることで社会復帰が可能なケース、麻痺はないけれど高次脳機能障害が残り日常生活に支障をきたすケースなどさまざまで、個々によって病状や将来的な予測、介護力や経済力も含めて家族の支援体制など全く違います。Dさんと家族の置かれている状況を考えると、この時期はSWが中心になって退院支援・調整を行うことがベストであったと考えます。

　なお、円滑な転院支援・調整と連携の推進に向けて2008年4月より脳卒中連携パスが診療報酬において算定可能となり、当院も同年4月より運用していますが、本事例においてはまだ運用の段階に至っていない時期でした。

第一段階（再入院）　再入院から退院支援開始まで

　Dさんは12月6日に無事、遠方のリハビリテーション病院へ転院されました。しかし、転院2、3日後より発熱と糖尿病コントロール不良が続き、本人の体力と生きる意欲が徐々に低下してきました。家族は往復5時間かけて毎日病院へ通いDさんを励ましましたが、改善の兆しがなかなか見えませんでした。

　病状は日増しに悪化し、先方の主治医も再度急性期病院での全身管理が必要と判断し、医師同士で連絡を取り合い、転院後3週間で再入院となりました。

当院へ転院して約3週間は集中的な全身管理が必要な時期でしたが、徐々に病状が落ちついた時点で、再度SWが今後の療養先について、家族の想いを確認しました。家族は「環境はよかったのですが、父は随分遠くに来てしまったことがわかって、とても寂しそうな目をして私たちを見るのです。やっぱりそばにいてあげたいので、実際に可能かどうかわからないけど自宅に連れて帰ろうと思います」という言葉が聞かれました。そこでSWは、その面接場面で当院の退院調整看護師の役割と存在について説明し、家族との面接予約を翌日取り付けました。

　先にも述べましたが、総合相談室ではSWと退院調整看護師が同室で勤務していますので、ケースの情報共有が非常に早く、スムーズかつタイムリーな介入ができることがメリットです。

　翌日、退院調整看護師は長女との面接で、医療依存度の高い患者の在宅療養の実際について他の事例を紹介しながら具体的にイメージできるよう話しました。長女は「よくわかりました。家族と話し合って、2、3日中に結果を連絡します」と言って帰りました。

　その後、長女が電話で「皆で相談したところ、妹（Dさんの次女）が仕事を辞めて介護に参加してくれると言ってくれました。そうすれば介護にもっと力が入れられるので、自宅で介護することに決めました」と伝えてきました。

　退院調整看護師は、家族が在宅療養を決心されたことを支持し、不安のない在宅療養への移行に向けて全面的に協力していく姿勢であることを伝え、関係性の構築を図りました。

第二段階（再入院） 医療・ケア継続のための看護介入とチーム・アプローチ —退院調整看護師による退院支援の実際—

1）課題点の整理

　退院調整看護師は、その後の面接で現在のDさんの身体的課題などを明らかにして在宅での医療管理が簡便に行える方法を模索するとともに、家族の介護力を評価しマンパワーをどのように確保していくか、また、住環境について聞き取り、環境面をどう整備していくかなど、より具体的かつ現実的な話をしていきました。

■医療上の検討課題
・スライディングスケールでのインスリン注射、尿道カテーテル留置、気管切開施行、経鼻胃管による栄養摂取、吸引が昼夜を問わず頻回に必要である。

表4-1 現状の課題と退院に向けた支援

	現状の課題	実施する治療・ケア（支援）
医療上の検討課題	・スライディングスケールによるインスリン注射施行。 ・尿道カテーテル留置中。 ・気管切開施行。 ・痰の量が多く吸引が頻回に必要。 ・経鼻胃管による栄養摂取。 ・仙骨部に表皮剥離程度の褥瘡がある。	●**主治医に相談、簡便な医療処置に変更** ・インスリン注射を固定打ちにする。 ・尿道カテーテルは抜去する。 ・胃瘻管理による栄養摂取とする。 ●**退院調整看護師** ・在宅用吸引器の準備をする。 ●**病棟看護師より家族へ医療処置を指導** ・インスリン注射と血糖測定 ・胃瘻からの注入 ・気管切開部位の消毒とカニューレ管理 ・吸引処置（鼻腔、口腔、気管切開部） ・褥瘡処置 ・衛生材料の準備
生活・介護上の検討課題	**身体面** ・ADLが全介助である。	●**病棟看護師より家族へ介護方法を指導** ・オムツ交換、体位変換、清拭方法 ●**リハビリテーションスタッフより家族へリハビリテーションを指導** ・ROM訓練 ・嚥下訓練、呼吸筋訓練 ・ベッドから車いすへの移動
	介護面 ・同居家族は高齢の妻のみである。 ・娘たちは協力すると言ってくれるが、各々家庭をもっているので協力体制がどこまで得られるか未定。	・介護保険によるサービスと介護保険外のサービスを導入し、介護体制の強化と構築を図る。
	環境面 ・今まで布団の生活。	・介護保険による福祉用具のレンタル（介護用ベッド、エアーマット、車いす）

■生活・介護上の検討課題

●身体面
・ADLが全介助レベルで、仙骨部に表皮剥離程度の褥瘡がある。
・気管切開をしているため、コミュニケーションはアイコンタクトとうなずきのみである。

●介護面
・同居している家族は77歳の妻のみであり、娘たちが介護に協力するといっても

各々家庭があるため、どこまで頼りになるのか未知である。
●環境面
・住居は一戸建。本人の療養部屋は1階に確保可能だが、今まで布団の生活であった。

2）課題解決に向けた院内のチームアプローチ

退院調整看護師は退院に向け、主治医や病棟看護師、リハビリテーションスタッフなど院内スタッフと以下の内容について課題解決に向けて調整・連携を図りました（表4-1）。

●主治医との協働

医療上の課題については主治医に相談し、在宅管理が容易な方法として以下の項目について提案しました。
①インスリン注射の固定打ちに変更
②尿道カテーテル抜去
③胃瘻管理に変更

主治医は、これらの提案に快く応じてくれました。

●病棟看護師との協働

介護力強化に向けて、病棟看護長と受け持ち看護師に家族への医療処置・介護指導を開始して欲しいことを依頼しました。具体的には、下記の項目です。
①インスリン注射
②胃瘻からの注入指導
③気管切開部位の消毒やカニューレ管理
④吸引処置方法（鼻腔、口腔、気管切開部）
⑤清拭方法
⑥オムツ交換、体位交換　など

●リハビリテーションスタッフとの協働

退院調整看護師はリハビリテーション室に出向き、実際のリハビリテーション訓練やDさんの表情を確認しました。そしてリハビリテーションスタッフへ、関節可動域訓練（ROM訓練）と嚥下訓練と呼吸筋の訓練を中心に、少しでも家族が介護しやすくまた本人の意欲が前向きになるようなかかわりと、家族へのリハビリテーション指導を依頼しました。病棟のベッドで臥床しているDさんの顔とリハビリテーション室で見せる顔は表情が驚くほど違い、リハビリテーション室ではいきいきしていたのが印象的でした。

3）情報の共有化

● 退院支援スクリーニングカンファレンス

　脳卒中病棟では、先に述べた脳卒中センター・カンファレンス以外に病棟看護長、総合相談室のSWと退院調整看護師で毎週1回、「退院支援スクリーニングカンファレンス」を実施しています。ここでは、脳卒中カンファレンスでもれてしまうハイリスクケースの発見や総合相談室でかかわっている事例の進捗状況、病棟の退院指導状況や問題点などについて情報交換しています。

　Dさんについても、この場を利用してお互いの役割分担や家族の介護指導上の問題点、介護保険サービスなどの導入・調整について情報交換をしました。

　脳卒中病棟は疾患の特徴から寝たきり状態で自宅退院する事例が他病棟より多いため、病棟看護師も重介護者の家族への介護指導に比較的慣れており、Dさんの退院指導も順調に進みました。しかし、長女へは看護師の指導がスムーズに入っていきましたが、高齢の妻にとっては手技がなかなか覚えられず、受け持ち看護師も苦労をしていた様子が見受けられました。

● 電子カルテ

　当院の特徴の一つに、早期から電子カルテを導入していることが挙げられます。これにより各職種がDさんの病状やリハビリテーションの進捗状況、家族への介護指導の状況、地域サービス調整の進捗状況などリアルタイムで情報共有でき、より効率的な退院支援・調整を実施できることが大きなメリットといえます。

第三段階（再入院）　地域や社会資源との連携・調整

1）在宅サービスの情報提供

■介護保険の申請とサービスの検討

　要介護状態で自宅療養する場合には、まず介護保険を利用していたか否かの確認が必要です。Dさんの場合、今まで健康で介護保険とは無縁の生活を送っていましたので、早急にその手続きをするようアドバイスしました。なお、回復期リハビリテーション病棟へ転院する際、SWから介護保険に関する情報提供を受けていましたので、退院調整看護師はさらに具体的に次の内容について説明しました。
①最寄りの申請窓口と利用に至るまでの流れ、認定結果が出るまでの期間など
②実際に介護保険で利用したほうがよいサービス
　・介護用ベッド一式、エアーマット、リクライニング式車いすのレンタル

- 巡回入浴サービス
- 訪問看護
- 訪問介護
- 訪問リハビリテーション

　また、頻回な吸引が必要なので、民間の医療機器会社から吸引器を購入し、実物を使って病棟看護師から吸引指導が受けられるように手配しました。

　介護力不足に関しては、有料ヘルパーを夜間お願いすることで家族の介護負担が軽減できることをアドバイスし、経済的負担も含めて情報提供しました。

■ケアマネジャー・訪問診療医の調整

　上記の介護保険の在宅サービスの検討と平行して、在宅サービスをマネジメントしてくれるケアマネジャーと訪問診療医を早急に探す必要もあり、退院調整看護師がその役割を担いました。

　ケアマネジャーは、在宅療養支援診療所に併設している居宅支援事業所に所属しているベテランのケアマネジャーが引き受けてくだいました。Dさんのように医療依存度の高いケースを在宅療養へ移行する際のケアマネジャーを探すポイントは、豊富な経験と医療知識をもちフットワークのよい人を選ぶことです。退院調整看護師は今までの経験と人脈を活かし、Dさんとその家族と相性がよさそうで、医療知識のあるベテランケアマネジャーを選びました。これがスムーズに在宅療養へ移行できた要因の一つであったと考えます。また、訪問診療医については、ケアマネジャーが所属している在宅療養支援診療所の医師にお願いしました。特に医療依存度の高い在宅療養ケースにおいては、医師とケアマネジャーが密に連携できることが在宅療養成功の秘訣でもあるからです。

2）地域連携の実際

　退院に向けた調整がスタートした約1カ月後、介護保険の認定結果が「要介護5」と出ました。退院に向けてサポートしてくれるケアマネジャー、訪問診療医も決まり、退院日がより具体的になってきたため退院前カンファレンスを開催しました。

■第1回退院前カンファレンス

　第1回退院前カンファレンスの参加者は、Dさん、長女、次女、妻、ケアマネジャー、退院調整看護師でした。ここでは退院調整看護師よりケアマネジャーに、Dさんの病状やADL、家族介護状況などについての情報提供と各々の顔合わせ、役割分担の確認などを行いました。このときケアマネジャーは退院前自宅訪問を計画して、生活環境のアセスメントと整備、ふさわしい福祉用具の選定についてより

表4-2　退院前カンファレンスで決定した在宅サービスの内容

サービスの種類	利用回数	サービスの内容
訪問診療	2回/週	・カニューレ交換 ・医学的全身管理
訪問看護	退院後2週間は毎日 以降は2回/週	・清潔ケア ・状態のチェック ・介護指導とフォロー ・痰の吸引処置
有料ヘルパー	夜間のみ1カ月間	・夜間の吸引 ・状態観察
訪問リハビリテーション（ST）	1回/週	・呼吸筋訓練 ・ROM訓練
巡回入浴サービス	1回/週	
福祉用具のレンタル		・介護用ベッド一式 ・エアーマット ・リクライニング式車いす
医療物品の準備		・吸引器の購入

具体的なアドバイスができるよう対応してくれました。非常に無駄がないベテランケアマネジャーのなせるわざだと感心しました。

　自宅退院に向けてさまざまな関係機関の人たちが行動を起こしてくれている現状がDさんにも伝わり、今までにない笑顔でケアマネジャーを迎えてくれました。

■**第2回退院前カンファレンス**

　第2回退院前カンファレンス参加者は、Dさん、長女、次女、妻、ケアマネジャー、福祉用具事業所、訪問看護ステーション管理者、訪問介護ステーション管理者、病棟受け持ち看護師、退院調整看護師でした。ここで退院後にかかわる関係機関が一堂に集まり、ケア内容の引き継ぎと調整内容の確認を行い、退院日を具体的に決定しました。なお、退院後のケアプランは表4-2のように決まりました。

　訪問看護師と病棟看護師とのケアの継続は、医療依存度が高いDさんにとって最も重要な事柄でした。しかし、入院中の具体的なケア内容や今後予測される問題点などについて所属の異なる看護師同士が詳細にケアの引継ぎをしている姿に、家族の退院に対する不安も大分軽減された様子でした。通常、当院を退院される患者については入院中の経過と退院後のケアの引継ぎを含めた看護サマリー

を渡していますが、やはり実際に患者と看護師同士が直接会って打ち合わせをする場を設けることで文書だけでは伝えきれない事柄も伝えることができ、退院後の患者・家族と訪問看護師の信頼関係構築のうえでも、非常に重要なステップです。

なお、当院の主治医から訪問診療医への引継ぎについては、各々業務の都合上カンファレンスに参加できませんでしたので、書面上で行いました。

カンファレンス終了後、地域の在宅ケア関係機関のスタッフ全員がDさんに自己紹介を行いました。「今度は自宅でお会いしましょう、待っています」と挨拶をすると、満面の笑みで首を縦に振って応え涙する場面もありました。その4日後、Dさんは病棟スタッフに見送られて念願の自宅へ帰ることができました。

第四段階　家族のレスパイト

Dさんを在宅療養へ送り出した病棟スタッフと退院調整看護師は、「退院後数週間で、肺炎などの症状コントロール不良のため再々入院するのではないか」という心配を少なからず抱いていました。しかし、その心配は見事に裏切られ、病状悪化による再入院は一度もありませんでした。時々ケアマネジャーがDさんの療養状況を報告してくれ、有料ヘルパーも当初の計画通り1カ月で終了し、介護保険のサービスと家族の力で上手に在宅療養をされているということでした。

その後、半年近く過ぎた頃、身体機能の再評価と胃瘻チューブの交換目的で、訪問診療医から当院へ検査入院の希望がありました。当院主治医も快諾し、2週間ほど当院へ入院されました。その期間に妻は郷里へお墓参りに行き、娘たちは各々家族旅行に行くなど、家族のレスパイトをとることができました。

久々にお会いしたDさんは、懐かしい笑顔と涙で私たちスタッフを受け入れてくれました。自宅介護の感想を家族にうかがうと、長女は「私たちは、病棟の看護師さんに教えてもらったとおりに日々お世話していただけです。父は自分の置かれている状況や周囲のことが理解できているだけに、可哀想でなりません。あの時（発症時）もっと私たちが早く気づいて対処していたらこんな状態にならなかったのではないかと、今も悔やまれます。だから、家族としてできるだけのことは行いたいと思っているのです」と話されていました。妻は「夜間にヘルパーさんに泊まってもらうと部屋が明るいので、寝てくれませんでした。そのため家族も疲れてしまい、結局夜間のヘルパーさんには1カ月で辞めてもらい、家族で看ることにしました。そうすることで夜も私たちと一緒に寝るようになり、家族のペースがつかめるようになりました。だいたい3カ月かかりました…」と話されていました。

入院も終わりに近づいてきた頃、「病院もいい所でしょう」と問いかけたとこ

ろ、大きく首を横に振り、顔をしかめながら『やっぱり家が一番！』という表情をしていたDさんでした。病院はそんなに居心地のよい所ではなかったようです。

　Dさんのように医療依存度の高い在宅療養ケースの場合、介護保険でのショートステイやミドルステイは簡単に利用することができません。しかし、医療依存度が高いケースほど家族のレスパイトが重要になってくるわけで、今後は病院内外の受け皿の整備とシステム作りを行う必要を感じました。

まとめ

■本事例の退院支援・退院調整の評価（在宅療養が成功した要因）

　医療依存度が高く寝たきり状態のDさんがスムーズに在宅療養へ移行できた要因をまとめると、以下のことが挙げられます。
・「自宅に帰りたい」というDさんの意思が明確であり、家族のDさんに対する想いが強かった。
・複数の介護者が存在し、家族の中で役割分担ができていた。
・転院というステップを踏み、病院（医療）の限界と在宅療養のメリットを家族が理解した。
・Dさんを取り巻く地域の在宅ケア関係機関のサポート体制が強力だった。
・院内外の多職種の連携がスムーズにいった。
・退院に向けた病棟における介護指導が適切だった。

■脳血管障害患者への退院支援・退院調整のポイント

　脳血管障害を発症した患者は、今までの生活が一変し障害を残した状態での生活を余儀なくされるケースも多く、病気を受け入れ安定した療養生活を送れるようになるまでには多くの時間を要します。また、家族も家族員の病気をきっかけに混乱を生じ、新たに在宅介護を生活様式の中に組み込む必要が出てくるため、さまざまな葛藤が起こります。

　病院では「退院したら支援は終了…」ということではなく、在宅療養の安定が図れるまで見守り、支援が必要になったときにはいつでも支援の手を差し伸べられる体制を取ることで、医療依存度の高い患者と家族の療養生活の安定が図られていくのではないかと考えます。それが病気や障害を抱えながらも住み慣れた地域で安心した生活を送ることができるために、病院が果たす役割でもあり、退院調整看護師には、患者や家族が退院後安定した療養生活が送れるまで地域の在宅ケア関係機関と連携しサポートする役割があると考えます。

参考文献

1) 篠田道子編, 全国訪問看護事業協会監：ナースのための退院調整, 日本看護協会出版会, 2007.
2) 田島まり子, 久富久美子, 江口富士子, 他：病棟から始める退院支援（第8回）. ナーシング・トゥデイ, 22（13）：44-47, 2007.
3) 三輪恭子, 寺下幸子, 宮川理恵：病棟から始める退院支援（第4回）. ナーシング・トゥデイ, 22（8）：38-41, 2007.
4) 医療経済研究機構：在宅医療移行管理のあり方に関する研究報告書, 2008年3月.
5) 日本リハビリテーション病院・施設協会急性期・回復期リハビリテーション検討委員会編：脳卒中急性期治療とリハビリテーション, 南山堂, p.200-203, 2006.

Comment

　この事例のポイントは、Dさんの家族がDさんを介護することを自分たちの問題として認識し、その現実の中で生きていくことができるようになる力を自ら発見していくプロセスにかかわったことではないかと考えます。

　当初この事例では、セカンドオピニオンを求めてNTT東日本関東病院に入院されました。また、転院先となったリハビリテーション病院は、緑が多く環境がよいと家族が考えた施設を選択しています。どのようなリハビリテーションの目標をもって回復期リハビリテーション病棟に転院されたのかについては明示されていないのでよくわかりませんが、この時点でもまだ家族は、病院や医療に何かを強く求めていたような印象をもちます。一方で転院の調整を行ったソーシャルワーカーはリハビリテーション適応外と考えているといった目標のずれを感じます。NTT東日本関東病院に入院している期間から病状を正し、医療者と患者・家族が共有し、リハビリテーションの目標をともに検討し、直接自宅へ退院という方法もあったのではないかと感じました。転院先から再入院した時点で、患者と家族の「家に帰りたい」という気持ちが固まったと考えられます。このときから自宅へ帰るための具体的な退院調整を開始するという段階となります。複数の医療行為を伴う事例ですので、インスリンの打ち方をシンプルにしたり、尿道カテーテルを抜いたりといった調整はとても重要だったのだと思います。また、呼吸器ケアについては多職種で役割分担をしていることも、家族への指導をシンプルにする方法として重要であったと考えます。確認ですが、ヘルパーへの吸引指導は、医療者による安全確保が大前提となっています。厚生労働省からの通知文を確認して、慎重に調整をしていきましょう。

　電子カルテも効果的な退院支援・退院調整には必要なのですね。院内のシステムとして広く活用されることも重要なのだと確認することができました。

（山田雅子）

5 大腿骨頸部骨折患者への退院支援・退院調整
早期リハビリテーションにより自宅へ退院した独居・後期高齢者

名古屋市立東部医療センター　病院整備室（前名古屋市立東市民病院整形外科病棟）
● 坂本 美鈴

key words　大腿骨頸部骨折、人工骨頭挿入術、後期高齢者、独居、介護保険申請、術後ADLの予測、早期リハビリテーション

事例概要　Eさん　85歳　女性

- **疾患名：** 左大腿骨頸部骨折
- **現病歴：** 夕食の買い物のため玄関でサンダルを履こうとして転倒、自力でリビングに戻り、娘に連絡。娘が救急車を呼び入院となる。
  入院後、スピードトラック牽引を開始し、2日後に人工骨頭挿入術を予定している。手術後1日目から全荷重による立位・歩行訓練開始の予定で、予測される退院予定日は2～3週間後である。
- **生活状況：** 2階建住宅に独居。
  娘が2人いるが遠方で結婚し、独立している。キーパーソンは次女、車で約1時間かかる場所に住む。
- **利用している社会保障制度：** なし

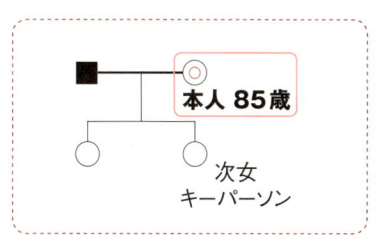

本人 85歳
次女 キーパーソン

大腿骨頸部骨折は高齢者が転倒をすると発生頻度の高い疾患です。骨折すると高齢者の運動機能は治療を終えても受傷前と同程度まで回復することが難しく、患者・家族に、「今までと同じ生活ができるだろうか」「また転倒しないだろうか」という自宅生活への不安や介護に対する不安を抱かせます。また、入院生活という規制された生活環境への移行や、手術などの痛みを伴う治療がせん妄状態を引き起こし、認知力の低下を出現させます。さらに、社会構造の変化の中で老人世帯・独居老人が多くなっており、支援できる家族が遠方に住んでいたり、同居していても仕事をもっているため昼間の介護力が欠如しているといった状況があります。これらが退院調整をより困難なものにしています。

　当院の入院期間は、人工骨頭挿入は術後2～3週間、骨接合は術後2～4週間です。人工骨頭挿入では術後1日目から立位訓練・歩行練習を開始します。当院では、在宅療養のための退院調整を3回の面談（第1回面談［スクリーニング］、第2回面談［方向性の決定］、第3回面談［在宅でのケアプラン調整］）を通じて進めています。

支援の体制

名古屋市立東部医療センター
498床　診療科数25　平均在院日数：14.2日（H23）
退院調整専門部署＊：なし（病棟の師長看護師が調整）
病院内に併設＊：(財)名古屋市高齢者療養サービス事業団・在宅療養介護相談室／看護職のケアマネジャー2名　　　　　　　　　　　　　　　　　　　　　　　　　　　（＊H21当時）

■ 退院調整面談

　当院では「生活環境は自宅が一番」「家族に代わる者はない」という思いで、退院調整を受け持ち看護師が3回の面談を通じて進めている。［第1回面談・スクリーニング］入院前の生活情報収集から退院調整の必要な患者をスクリーニング。必要に応じケアマネジャーからも自宅生活の情報を収集。介護保険や在宅療養の相談が必要な場合は、在宅療養介護相談室を患者・家族に紹介をする。［第2回面談・方向性の決定］患者・家族の退院後の意向を確認し、リハビリテーションの見通しを基に退院の方向性を決定。入院前の生活、自宅の状態や介護度・自立度などから目標設定を行う。退院支援が必要な場合、在宅療養介護相談室と連携をとる。介護保険の申請やケアマネジャーの紹介など具体的な支援の内容を患者・家族と相談をする。入院中に何をできるようにするかを明らかにし、患者とともに退院までの具体的な看護援助を話し合い、退院計画を立てる。［第3回面談・在宅でのケアプランの調整］ケアプラン調整が必要な場合は、ケアプランの細部の打合せを患者・家族、ケアマネジャー、訪問看護師やヘルパーと行う。

第一段階　退院支援が必要な患者のスクリーニング

1）入院後の経過（第1回面談）

　入院日に「退院調整スクリーニングシート」（図5-1）を用いて、次女と第1回面談を実施したところ。ハイリスク群に3項目のチェックがあったので、退院調整が必要と判断しました。本人と家族には、治療のスケジュールと予測される退院の時期、および日常生活動作（以下、ADL）について説明しました。骨折して手術をすると「運動機能は80％程度の回復」といわれており、Eさんも機能低下によって、杖歩行や伝い歩きになる可能性がありました。また、畳に布団を敷いていましたが、大腿骨頸部骨折術後はベッドでの生活が望ましいので、ベッドレンタルのために介護保険の申請が必要でした。そこで、退院の方向性を決めるために、第2回面談日の調整を行いました。

2）アセスメントと情報収集

　入院時のスクリーニング情報から入院前の生活状況を把握することが必要です。介護保険を利用している場合は介護度の確認とともにケアマネジャーにも連絡を取り、情報収集を行います。生活環境や生活様式、特にトイレや風呂、間口の広さなどに関する情報は大切です。また、入院前の状況から退院時のADLを予測することも必要です。認知症がある場合は特にきめ細かな情報収集を行います。

　Eさんは一人暮らしで、家事などを含め自立して生活をしていました。住居は2階建てで、寝室は1階部分ですが、布団での生活のためベッドへの変更を必要としました。トイレは洋式で問題はありませんでした。本人の理解力もよく、認知力に問題はありませんでした。

　介護保険を申請すると要支援1または2の認定が予測されますが、手術後のリハビリテーションの進行によって要介護1になる可能性がありました。したがって、ケアマネジャーによるケアプランの立案か、あるいは地域包括支援センターによる支援か、認定が下りるまで具体的な調整がとりにくい状況でした。また、家族が遠方に住んでいるため、介護保険の申請や退院調整は家族の来院時を活用して行う必要がありました。

Ｐポイント
　患者本人の意思は「自宅退院」が目標でしたが、退院までの時間が限られていました。一人で生活するためには環境整備以外に、患者・家族の安心も必要なので、リハビリテーション病院への転院も考えました。しかし、調整に2週間は必要であり、いずれにしても術後早々に2回目の面談と目標設定を行う必要があり、術

第2章 疾患別 退院支援・退院調整の事例

退院調整スクリーニングシート

患者氏名：Eさん
生年月日：＊＊月○日

※入院3日以内に各項目1つのみ当てはまる□にチェックしてください

ハイリスク群チェック個数⇒ 3個以上は退院調整開始
2個以上は必要時開始

面談参加者： 本人・次女　　記入看護師サイン： ○○　○○

入院日　平成○年　○月　○日　　記載日×月＊日

項目	ハイリスク群	
1. 年代	■65歳以上	□64歳以下
2. 家族構成	■独居	□同居人あり
3. 入院理由	□リハビリテーション □その他の入院 □入退院繰り返し	■治療 □検査
4. 入院前の居所	□自宅以外（施設）	■自宅
5. 退院希望先	□自宅以外（施設）	■自宅
6. 日常生活自立度 （厚生労働省分類）	□C：ほとんど寝たきり □B：かなり介助が必要 □A：一部介助が必要	□ほぼ自立 ■自立
7. 便尿失禁	□失禁あり　（□便・□尿） （夜のみ・昼夜問わず時々・常時）	■失禁なし
8. コミュニケーション能力	□意思疎通困難 ［精神的機能障害・見当識障害 聴覚障害・視覚障害・言語障害］	■意思疎通できる
9. 認知症	□症状あり	■症状なし
10. 役割遂行	□年齢に応じた家庭・社会的役割ができない	
11. 介護力	□代行・協力者がいない ■不足している	□代行者・協力者がいる
チェック項目数	3個	7個
その他の情報		
入院時の疾患		
保険情報	介護認定申請（□あり・■なし） 　　　要支援（　□1・□2　） 　　　要介護（□1・□2・□3・□4・□5） （介護保険）	身体障害者手帳（□あり・□なし） （□1・□2・□3・□4・□5級） （　部位：　　　　　　　） 現在利用しているサービス （介護保険以外）
患者・家族が考える退院時の自立度	シルバーカーまたは杖を使用してもよいので一人で外出ができる程度	
アセスメント	介護保険の申請を含め，次回面談の予定必要 2回目の面談（■必要　・□不必要）　次回面談予定日　○月　×日	

図5-1　スクリーニングシート　　　　　　　　　　　（名古屋市立東部医療センター東市民病院）

後3日目に2回目の面談を設定しました。

第2回面談日までに、看護師と医師、理学療法士でカンファレンスを行い、リハビリテーションのスケジュール確認と2週間後に予測されるADLを検討しました。本人と今後の計画について話し合いました。手術の説明と退院までのスケジュールの説明は、医師に依頼しました。家族へはリハビリテーション計画と話し合った内容の説明を行いました。また、家族に来院の確認をしたところ、水曜日と土曜もしくは日曜日には洗濯物を取りに来るとのことだったので、来院時にリハビリテーションの進行状況を説明することとしました（図5-2）。

■問題点の整理

以下が、退院を考えるうえでの弊害となりました。
・再度、転ぶかもしれないという不安が強い。
・生活様式の変更が必要。
・転倒したことで、家族は独居に対する不安が大きい。
・支援者が遠方に住んでいる。

■医療上の検討課題

2日後に人工骨頭挿入術の予定となりました。術後の経過がよければ医療上の検討課題は発生しません。しかし自宅で転倒しているので、再度の転倒の可能性が高いので、不良肢位の予防と生活様式の変更は必要でした。

■介護上の検討課題

独居であり自宅に支援者がいないので、安心して退院するためには、退院後の生活の支援者が必要でした。そのためには、急性期リハビリテーション病院への転院後に自宅退院、もしくはリハビリテーションの進行次第で自宅退院が可能かを判断することが必要でした。また、ベッドのレンタルを含め、家事援助などの支援も必要でした。家族の協力はありますが、介護保険の申請などの事務手続きなどはできるかぎり計画的に行い、負担を少なくする必要がありました。

第二段階　医療・ケア継続のための看護介入とチームアプローチ

1）医療者間カンファレンス

手術終了後、リハビリテーションの状況を見ながら、今後の方向性について医

表5-1　自助具自立への基準

車いす
・膝折れやふらつきがなく、立位が安定し移乗が自立できる。 ・荷重制限が守られている。 ・車いすの移動・駆動動作、ブレーキやフットレストの操作が確実にできる。 ・車いすに乗車中、前かがみになる等の危険となる動作をしないことが守れる。 ・これから移ろうとする対象（ベッドや便座など）に位置決めすることができる。 ・履物の選択または使用ができ、靴を自立して履くことができる。 　以上の項目を満たし、自立とする。
杖・歩行器・松葉杖
・ADL状況に合わせて、リハビリテーションにて自助具の選択。 ・自助具使用にて歩行が安定している。 ・荷重制限が守られている。 ・歩行に適した衣類と履物の選択または使用ができ、靴を自立して履くことができる。 　以上の項目を満たし、自立とする。
夜間
・日中と同様に活動できる。 ・眠剤を服用していない。または、服用していて覚醒時のふらつきがなく影響していない。 ・枕灯を点灯してから行動できる。 　以上の項目を満たし、ふらつき等がある場合はナースコールをするように説明し、自立とする。 ＊上記の項目を2人以上の看護師で確認し、カンファレンスで評価する。 <div align="right">2003年11月作成</div>

（名古屋市立東部医療センター東市民病院　東3階）

療者間で統一・決定を行っていきました。

　左大腿骨頸部骨折に対して人工骨頭挿入術を施行し、手術後1日目より立位・歩行訓練を開始しました。下肢筋力低下はあるものの立位・歩行は問題なく、手術後2日目から歩行器で約10メートルの歩行が可能でした。作業療法士により、トイレ移乗が開始されました。理解力に問題ないため、リハビリテーションはスケジュール通りに進み、2～3週間後にはT杖での退院が予測されました。

2）本人との合意の形成

　Eさんは「自宅に帰りたい」との意思が強く、目標を「自宅に帰る」ことにしました。術後1日目には歩行器による歩行訓練を開始し、3日目には4点交互杖で歩

表5-2　内服自己管理方法の基準

1. 患者管理とする基準をすべて満たし、飲み忘れ、重複服用がない患者 　　**複雑用法があっても理解、管理できる患者**

1) 内服薬を本人に渡し、自己にて薬袋より取り出し内服。
　→今まで確実に内服できている。
　　理解力に特に問題がない。

2) 内服は自己管理にて行ってもらい、内服後声かけし、確認。
　→今まで数回の飲み忘れがある。または忘れそうになった。
　　内服内容・量・方法について理解できている場合。

1) 2) については、金曜日の日勤者が薬の残量を確認し、内服状況を把握、アセスメントし、適宜、内服方法を変更する。

2. 確実な管理はできていないが、自宅での自己管理が必要で、看護師が確認を行うことで服用が可能な患者

1) 内服前、薬杯に薬をセットしてもらい確認
　→1回分の内服内容・量・方法の理解に不安がある。
　　今までに、飲み忘れや重複服用があった。
　　用法が複雑。

2) ケースを用い、1日分を患者にセットしてもらい、看護師が1回/日セットを確認する。
　→1日分の内服内容・量・方法について不安がある。
　　今まで、飲み忘れ重複服用があった。
　　方法が複雑。

3) ウィークリーケースを用い、1週間分を患者にセットしてもらい、確認をする。
　→内服内容・量・方法についてほぼ理解できている。
　　今までに飲み忘れや重複服用があった。
　　用法が複雑。

1) 2) 3) について内服一覧を明記し、ベッドサイドにかけておく。
★内服方法については、カンファレンスで検討して変更をしていく。

2003. 11月作成

（名古屋市立東部医療センター東市民病院　東3階）

くことができました。
　担当看護師は、リハビリテーションの状況と痛みの程度を確認しながら看護計画を立案しました。Eさんと「自助具自立への基準」（表5-1）に沿って評価を行い、排泄援助は、術後24時間は車いすトイレ、3日目からは昼間は歩行器でトイレ

表5-3　退院前の目標と支援

	退院までに目指す状態	実施する治療・ケア（支援）
医療上の検討課題	・T杖使用によるADLの自立 ・転倒の予防と運動機能の改善	●PT ・筋力トレーニング ・階段昇降訓練 ●OT ・浴槽の出入り指導 ●看護師 教育指導 ・不良肢位の予防 ・生活自立支援、指導 ・ベッドサイドリハビリテーション指導
生活・介護上の検討課題	・一人暮らしの不安の軽減 ・連絡体制の調整	●看護師 ・外泊による生活環境の調整 ・不安の傾聴 ・家人との連絡調整

で、落ち着いてから来てください」と言われたりします。このような場合、申請窓口で「2週間で退院なので、今すぐに申請が必要なのです」と早期に申請が必要な理由を伝えるようにお願いをしています。介護保険利用者の場合、介護度によっては必要区分変更の申請を依頼しています。入院前の生活状況から、退院後のADLの自立度を予測することが退院支援に必要です。また、本人・家族がどうしたいか、どのような状況なら退院できるかを情報収集することも重要です。

当院の大腿骨頸部骨折患者の平均年齢は81.4歳です。認知症・高血圧症や糖尿病などを合併している症例が多いので、対象に合ったサービスの利用を検討するためには、本人・家族の意向を確認して、看護師の考える生活支援ではなく患者自身が必要とするものをともに計画できることが必要です。

> **第三段階**　地域や社会資源との連携・調整

1）外泊による療養生活の検討

退院前には、外泊をして自宅生活を体験することが必要です。受傷後はできると思っていてもできないことが多くあります。外泊により実際体験することにより、理学療法で筋力強化トレーニングを追加したり作業療法で入浴訓練を行うな

5 大腿骨頸部骨折患者への退院支援・退院調整

ど、より具体的なリハビリテーションが行えるようになります。補助具の変更が必要な場合も、リハビリテーションでの対応が可能です。たとえば、トイレまで5メートル歩ければよいだろうと外泊しましたが、実際の家内には段差があり、ポータブルトイレへの変更が必要だったなど、サービス内容の変更を要することもあります。大きな変更が必要な場合には、退院を延期して、再外泊後に退院とします。

2) 退院前の準備・最終調整

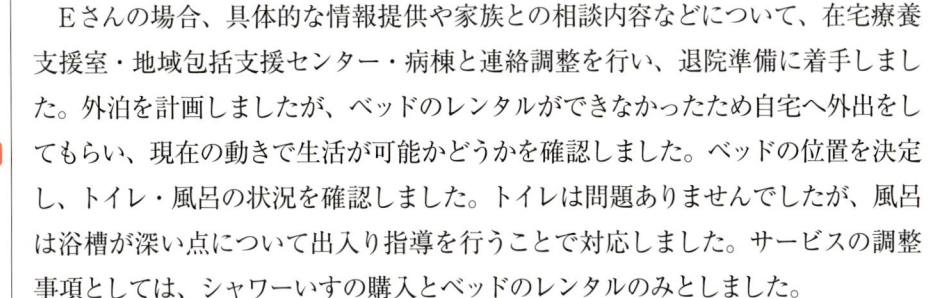

Pポイント Eさんの場合、具体的な情報提供や家族との相談内容などについて、在宅療養支援室・地域包括支援センター・病棟と連絡調整を行い、退院準備に着手しました。外泊を計画しましたが、ベッドのレンタルができなかったため自宅へ外出をしてもらい、現在の動きで生活が可能かどうかを確認しました。ベッドの位置を決定し、トイレ・風呂の状況を確認しました。トイレは問題ありませんでしたが、風呂は浴槽が深い点について出入り指導を行うことで対応しました。サービスの調整事項としては、シャワーいすの購入とベッドのレンタルのみとしました。

不良肢位の予防、家庭でのリハビリテーションなど退院指導を行いました。リハビリテーションについては、翌朝に疲れや痛みが残らない程度の運動の習慣化と、全身を大きく動かすこと（たとえばラジオ体操やテレビ体操）や散歩をすることを指導しました。また、痛みの対処方法として、「入浴などで暖めて痛みが取れるものは安心してよい痛み」であることを説明しました（表5-4）。

表5-4 退院後の支援・注意点

医療上の検討課題	転倒の予防	・散歩は1日1回は行う。 ・テレビ体操（10時）
生活・介護上の検討課題	外出	・買い物は家族とともに行う。手には荷物は持たない。 ・外出時はT杖を使用。
	入浴	・シャワーいすを使用。 ・慣れるまでは家族がいるときに入浴する。
	その他	・ゴミは小さくして運ぶ。 ・サンダルは履かない。かかとのある靴を履く。 ・内股にならないように注意する。 ・痛みがとれないときは受診。 ・転んだときは受診。 ・携帯電話は身に付けておく。

113

社会資源の活用については、介護サービスだけでなく人工骨頭挿入術は身体障害者手帳4級が取得でき、障害者扶養控除などが受けれます。Eさんの場合、一人暮らしのためサービスの活用ができなかったので申請はしませんでした。また、シルバー人材センターの清掃サービス、地域のネットワークなど、何が使用できるか情報提供を行いました。介護保険は「要支援1」に認定され、ベッドレンタル完了後に自宅退院となりました。現在は一人暮らしをしています。

まとめ

■本事例の退院支援・退院調整の評価
・患者・家族が療養生活をイメージすることができ、具体的な目標になった。
・患者目標に医療チームで支援ができた。
・支援者の限られた時間を有効に活用することを考慮した働きかけができた。
・必要なサービスが明確であったので、在宅への準備が無駄なくできた。

■大腿骨頸部骨折患者の退院支援・退院調整のポイント
　大腿骨頸部骨折患者の退院計画は、①退院時の身体機能回復の予測と、②その機能でのADL自立度を予測することが大切です。認知レベルの生活の自立度から、安全な生活のために必要な生活環境を調整するための情報提供ができます。それにより、患者・家族は退院後の療養生活をイメージすることができるので、目標を設定し、退院後の生活を視野に入れた具体的なリハビリテーションを入院生活の中に取り入れることができます。また、看護師が介護保険の介護度の予測と利用できるサービスの内容を説明することで、患者・家族は具体的に療養生活をイメージができます。
　退院前に外泊を行い、不安の軽減に努めるとともに、家庭でリハビリテーションを続けることにより運動機能は生活の中で徐々に回復をしていくことも伝えます。さらに、サービスを利用することで安心して生活できることや、サービスの必要がなくなれば契約を解除できることも説明します。

＊　　　　　＊

　入院は人生のほんの1カ月程度の出来事です。しかしその入院が、病気を治しても生活を壊すことになってはいけません。退院調整はインフォームド・コンセントあるいは患者参画看護の一形態であり、担当看護師が責任をもって面談を行うことが必要です。そして、患者・家族と話し合うことにより両者の目標を同じものにすることができ、同時に両者の達成感にもつながります。担当看護師は「自宅に

連れて帰ってよかった。ありがとう」の一言のために、「家に帰るためにリハビリテーションをしましょうね」「トイレまで5メートル伝い歩きができれば、家に帰れますよ」「ポータブルトイレに一人で移ることができれば家に帰れますよ」など、患者とコミュニケーションを取りながらリハビリテーションを行っています。継続看護は、入院から外来、病院から地域へと情報を共有することが必要です。①サマリー・継続看護依頼書を活用すること、②自宅での生活や調整の結果を評価して日常生活に根づいた退院支援・退院調整の検討を行うこと、そして③外来・地域と垣根のない連携をとるために、開かれた病棟にすることが大切です。1日でも早く自宅の生活に戻れるようにすることは「患者中心の看護」の実現であり、看護師の大切な役割であると考えます。

参考文献

1) 福島道子,河野順子編著：実践退院計画（ディスチャージプランニング）導入ガイド,日総研出版,2003.
2) 川越博美,長江弘子編,全国訪問看護事業協会監：早期退院連携ガイドラインの活用,日本看護協会出版会,2006.
3) 福永友紀,他：自宅退院に向けての面談の効果.全国自治体病院協議会雑誌,44(6):75-80, 2005.

Comment

　退院支援とは、何がしかの在宅サービスの利用につなげることだと考えがちです。本事例は、患者とともに入院早期から取り組むことが、患者の自立につながる退院支援となることを実績をもって証明しています。受け持ち看護師が、各段階ごとに退院調整面談を行うことが業務として位置づけられています。スクリーニング・面談用紙のきめ細やかさはもちろんですが、「自助具自立の基準」や「内服自己管理方法の基準」といった「自立を支援するための基準」が整理されています。また、病棟師長という立場で、退院支援・退院調整を効果的かつ効率的に、そして公平に提供するための業務改善や整備を繰り返されています。

　第二段階の本人との合意形成の場面で、「家に帰るために何をすればよいか」との患者からの相談に対して、自主的なリハビリテーション計画を立て、さらに手術創の痛みコントロールのための内服管理方法を患者と一緒に考える場面があります。患者と向き合い、患者に寄り添う看護師の姿が目に浮かんできます。患者が自立する、そして看護師がやりがいをもって働いている現場が見えてきます。

(宇都宮宏子)

6 がん終末期患者への退院支援・退院調整
在宅緩和ケアへ移行した悪性リンパ腫患者

高槻赤十字病院　看護部（前退院調整担当）
● 原田 かおる

key words　悪性リンパ腫、後期高齢者、がん終末期、再入院、在宅中心静脈栄養（HPN）、在宅酸素療法（HOT）、看取り

事例概要　Fさん　76歳　男性

- **疾患名：** 悪性リンパ腫
- **現病歴：** 2年前に悪性リンパ腫と診断、H県の大学病院にて初回の化学療法を受け、その後はO県に住む長女宅に転居し、当院にて化学療法を繰り返し受けていた。
当院での2度目の入院頃より上下肢の筋力低下を生じ、ほぼ寝たきりの状態（要介護4）となり、この時の退院以降、介護保険サービス（訪問看護、訪問リハビリテーション、訪問入浴）を利用していた。その後、肺炎にて再入院、軽快し退院したものの再び肺炎、心不全状態を呈し、10日後に再再入院となった。
- **生活状況：** H県にて妻と二人暮らしだったが、発症後はO県の長女宅に本人のみ転居。
妻は長女宅に通う形で介護に参加していた。
長女はその夫と娘2人（Fさんの孫）の4人暮らし。キーパーソンは長女。
- **利用している社会保障制度：** 介護保険（要介護4）
- **サービス利用状況：** 訪問看護、訪問リハビリテーション、訪問入浴、特殊寝台・エアマットの福祉用具レンタル

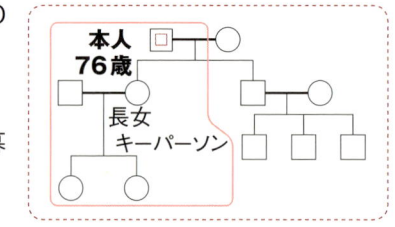

がん終末期の退院支援においては、早期から病棟看護師が中心となり患者・家族の意思決定を支え、在宅療養生活を見据えた症状コントロールから、タイミングを見計らった退院支援が必要です。ここでは、医療処置管理を要するがん終末期患者がその人らしい最期を迎えるための退院支援についてご紹介します。

第一段階　退院支援が必要な患者のスクリーニング

1）入院後、退院調整看護師の介入までの経過

　入院時には肺炎、心不全状態、汎血球減少による下血がありましたが、治療にて小康状態を保ちつつありました。その頃、Fさんから「家に帰りたい、死んでもいいから家に帰りたい」という言葉が聞かれるようになり、長女も「家で過ごさせてあげたい」とおっしゃるようになりました。「家に帰るのは今しかない、なんとかしたい」と病棟看護師から退院調整看護師に相談があり、介入となりました。

　病棟看護師は患者・家族の思いを聴き、それをかなえたいと思いましたが、複数の輸液ポンプがつき今にも急変しそうな患者を前にして、どう支援したらよいのかわからない状態でした。また、主治医は退院に消極的な態度を示していました。退院調整看護師は、病棟看護師の思いを聴き、早急な退院支援の必要性を感じました（図6-1）。

支援の体制

高槻赤十字病院
446床　診療科数18　平均在院日数：13.6日（H22年度）
退院調整専門部署：①看護部：退院調整担当　看護師師長1名
　　　　　　　　　②亜急性期病床：在宅復帰支援担当　看護師1名
　　　　　　　　　③医療社会事業部：医療ソーシャルワーカー3名

■ 退院調整担当看護師の役割

　退院調整担当看護師と在宅復帰支援担当看護師、医療ソーシャルワーカー3名が、ともに連携をとり役割分担をして退院調整を行っている。退院調整担当看護師の役割は「病棟看護師が主体的かつ効果的に退院調整が行えるよう支援し、効率的な退院調整が行えるような院内外の連携、システム作りをする」ことであり、院内外の連携を含めた体制作りに取り組んでいる。具体的には早期介入に向けてのスクリーニングシステムの整備、病棟巡回による退院調整カンファレンスの定期開催、医療者間カンファレンスの積極的開催、教育、支援困難事例（がん終末期など）への直接介入などで、院内医療チームの連携強化に向けて活動している。また、地域の特徴を捉えた在宅との連携の推進に向けて活動している。

2）アセスメントと情報収集

■問題点の整理

退院調整看護師は、まず初めに患者・家族の情報を病棟看護師とともに整理し、以下の問題点を挙げました。

- 本人・家族ともに在宅への退院、在宅での看取りを希望している。希望をかなえるためには小康状態である今が退院に適した時期。この時期を逃すと在宅への退院は難しく、本人・家族の希望はかなえられなくなる。
- 主治医は「退院はまだ無理」と言い、この話には耳を貸さない状況。
- 強心薬、昇圧薬などが輸液ポンプにて投与されている。
- 酸素の提供がないと酸素量を維持できない。

入院時スクリーニングシート（退院調整依頼書）

★入院後48時間以内に記入してください。　　　　　記入日 ○年 ○月 ○日
★パス使用、検査目的の入院は記入しなくて結構です。　入院日 ○年 ○月 ○日
　　　　　　　　　　　　　　　　　　　　　　　　　記入者

患者氏名	Fさん	性別	㊤男・女
病棟名		年齢	76 歳
病名			
年代	ⓐ75歳以上		74歳以下
入院形態	ⓐ1カ月以内の再入院		緊急・予定
疾患	ⓐがん末期状態 心不全・呼吸不全 大腿骨骨折		その他
家族構成	独居・高齢夫婦		ⓐその他
介護者	なし		ⓐあり
ADL	ⓒ ほとんど寝たきり B かなりの介助が必要 A 一部介助が必要		J ほぼ自立 JJ 自立
認知症	あり		ⓐなし
退院時予測される医療処置	1在宅自己注射　2在宅酸素療法　ⓐ3在宅中心静脈栄養 4経管栄養　　　5痛みのコントロール　6呼吸管理 7吸引処置　　　8ドレーン管理　　　9バルンカテーテル留置 10褥瘡等皮膚処置　ⓐ11その他（　看取り　）

★黒枠内にチェックがある場合に、退院調整看護師に提出してください。
★その他、退院調整に関して気がかりなことがあれば気軽に下記へ連絡をしてください。
　　　　　○○○○○　PHS○○○○
　　　　　○○○○

2008.1作成　看護部

（高槻赤十字病院）

図6-1　入院時スクリーニングシート

・食事摂取量は減り、IVH（中心静脈栄養法）による栄養管理が必要である。
・かかりつけ医なく、訪問診療を受けていない。

> **ポイント**
> 患者に最も近い存在の病棟看護師が患者の思いを聴き、「どうしたらよいのか」と考えるところから退院支援は始まると考えます。患者の気持ちに寄り添い、その人らしい生き方を支えたいという気持ちを行動に変えていくことが大切です。Fさんは「死んでもいいから家に帰りたい」とはっきりと意思表示をされ、ご家族も受け入れていました。終末期を在宅で過ごすために必要な条件は、本人が在宅へ帰ることを望み、家族も賛同していることです。
> 看護師は自己の価値観のみで判断するのではなく、それぞれの異なる価値観、多様な状況を受け止め、患者・家族にとっての最善の方向性を選択できるよう選択肢を提示し、支援していくことが求められます。
> また、Fさんのように退院時に医療処置があり、在宅でも継続的に管理が必要な患者が在宅への退院をするためには、地域の医師や訪問看護師のサポート、社会資源の活用などが必要です。特にがん患者の在宅支援には、訪問看護は必須だと考えます。早期に訪問看護師やケアマネジャーに相談し調整を進めることが、患者・家族にとって安全で安心な退院につながると考えます。

■医療上の検討課題
・主治医は「退院はもう少し状態が安定してから」との見解。本人、家族の希望をかなえるためには、早急に主治医と今後の方向性を検討する必要性がある。
・現在行われている強心薬、昇圧薬などの輸液を在宅で管理できるように調整する。
・IVHは右鎖骨下より体外式カテーテルが挿入され、24時間持続注入。酸素使用中であることなどから、在宅管理に向けて患者・家族への指導が必要である。
・変化する病状の中で、本人・家族の在宅への退院の意思を適宜確認し支援する必要がある。
・変化する病状の管理、IVH管理、在宅での看取りを行うことのできる在宅医を導入する。
・IVH管理、病状管理について訪問看護師とケアの連携のための調整を行う。

■生活・介護上の検討課題
・四肢麻痺のために全介助の状態。入院前に比べてADL低下がみられ、介護方法の指導が必要である。
・排泄は尿管カテーテル留置中、便はオムツに排泄。管理方法の指導が必要である。

・意識は明瞭で意思表示可能、本人の意向を尊重した生活が送れるよう支援する。
・介護者は長女が中心となる。状況に応じて介護負担の評価をし、サービスの調整を行う必要がある。

第二段階　医療・ケア継続のための看護介入とチーム・アプローチ

1）院内外の情報収集とアセスメント

　病棟看護師やカルテ情報より情報収集、アセスメント（表6-1）を行い、問題を明確にしたところで、第一段階のアセスメントに加えて実際にかかわっている医師、病棟師長、理学療法士へ情報の確認を行いました。そして、在宅ケア関係者の見解を確認しました。Fさんには、在宅での様子をよく知る訪問看護師やケアマネジャーが入院前よりいましたので、Fさんの現在の状態を伝え、在宅緩和ケアが可能な状況かを尋ねました。結果は「Fさんやご家族が望まれるのであれば大丈夫でしょう。在宅緩和ケアに向けて、家族で支えられる体制だと思う」との見解でした。そこで早速、院内医療者間の方向性の統一に向けて調整を開始しました。

2）院内カンファレンス

　第一の問題は、主治医が退院に対して消極的な姿勢であり、今後の方向性が明確でないということでした。病棟看護師が退院について何度か主治医に申し入れをして患者・家族の希望を伝えましたが、主治医は「まだ早い」とだけ言い、話し合いすらできない状況でした。そこで退院調整看護師の同席のもと、主治医と意見交換の場をもつことにしました。

　主治医に、本人・家族の希望を病棟看護師から伝え、退院後の在宅での医療的サポートについては退院調整看護師から説明したところ、患者の病状はいつ急変してもおかしくない状態ではありましたが、「在宅で引き受けてくれる体制があるなら」と主治医は退院準備を進めることに同意しました。

　退院支援を円滑に進めるためには、最初に医療者間の方向性を統一することはとても重要です。ここでのカンファレンスの目的、内容は以下のようなものです。

●カンファレンスの目的
・患者に関係する医療者間で情報を共有し、今後の方向性の統一、役割分担を行う。
・情報共有（病状と治療の状況、退院後に起こり得る状態、予命）
・在宅へ退院する方向性の確認、合意

6 がん終末期患者への退院支援・退院調整

表6-1　在宅支援アセスメント

1. 医療管理
①病状確認、治療状況、今後の予測 　悪性リンパ腫ターミナル期、治療困難。予後は週単位。 **②本人・家人の理解、告知状況、受け入れ状況** 　本人、ご家族ともに状況は理解している。「最期は在宅で過ごしたい」との希望。 **③退院後の医療管理のポイント、管理能力の有無** 　変化する病状の管理、HPN、HOT管理、在宅での看取り。 　管理能力、支援体制あり。 **④在宅医療処置内容、セルフケア能力** 　HPN、HOT管理、変化する病状に対する対応。
2. 生活介護の必要性
①ADL評価 　・食事：経口摂取はほとんどできない。 　・入浴・洗髪：入院前は清拭、入院後は状態が許す際にシャワー浴いずれも全介助。 　・洗面・歯磨き：介助。 　・更衣・整容：全介助。 　・排泄：排尿）バルーンカテーテル留置、管理が必要。 　　　　　排便）おむつ内失禁。 　・移動：全介助。 **②家屋評価** 　・患者用の居室有。 　・特殊寝台、エアマットのレンタル。 **③介護力評価** 　・今回入院前と比べ、四肢麻痺が進んでおり、介護方法の指導が必要。
3. 患者自身、家族の「どうありたいか」
患者「家で死にたい」「死んでもいいから家に帰りたい」 家族「在宅で過ごさせてあげたい」「最期は家で看取りたい」

・在宅に向けて調整が必要な内容の抽出、役割分担

・具体的な調整方法の確認

・おおまかな退院日の設定

　急性期病院の医師はかなり多忙であるとともに、在宅ケアサービスの知識をあまりもっていないために、退院支援・調整に消極的なことも多いようです。当院でも、残念ながらカンファレンスの開催を働きかけても医師が取り合わないという場面も時々あります。それぞれの医師に合わせたアプローチ方法の工夫や、カンファレンスをシステムに組み込むなどの方策が必要だと思われます。病棟内のメンバー

だけで行うのではなく、退院調整看護師など第三者が入ることでスムーズに運ぶ場合も多いと考えます。

また、複数の職種との協働には、どうしても情報の混乱や責任の分散などのマイナス面も起きてきます。それを防ぐために、要所、要所でのカンファレンスの開催による情報共有、方向性の統一が大切です。

3）患者・家族と退院時のイメージ共有

Fさんと長女と面接し、退院調整看護師の役割を伝えました。Fさんは「看護師さんはよくしてくれるけど、病院はもういい。家に帰りたい」と話し、退院する準備を始めることに満面の笑みを浮かべて喜ばれました。介護者である長女にも退院の意思を確認し、退院までの準備内容や退院後に予測される状態について説明をしました。長女は「なんとか教えてもらいながら頑張ってみます」と話されました。本人が在宅へ帰ることを希望し、家族も賛同していることを確認、今後は病院医療者とケアマネジャー、訪問看護師とともに調整を進めることを説明して合意を得ました（表6-2）。

表6-2　退院前の目標と支援

	退院までに目指す状態	実施する治療・ケア（支援）
医療上の検討課題	・患者・家族が望む在宅緩和ケアへの移行へ方向性を統一する。 ・HPNおよびHOT管理を家族が中心に行える。 ・変化する全身状態への対応の準備ができる。	・患者・家族の意思確認を行い、医療者間で検討し、方向性を統一する。 ・現在の治療、処置を在宅用にアレンジ。 ・在宅医、訪問看護によるサポート体制の確立。 ・長女を中心に家族で対応する管理と処置の教育を行う。 ・医療処置の在宅への移行の支援体制を整える。 ・起こり得る病状変化予測を行い、それらに対する対応方法を検討し準備する。 ・看取りの体制への準備。
生活・介護上の検討課題	・現在のADL状況、に合わせた環境調整が行える。 ・介護方法を家族が習得できる。 ・患者が望むケアが提供できる。	・ADLの低下に伴う介護量、介護方法の整理、アセスメントをし、家族が介護できる環境調整を行い、介護方法を指導、支援する。 ・入浴の検討 　Fさんが希望する入浴ができるように、在宅ケア関係者と情報交換をし、検討する。

6 がん終末期患者への退院支援・退院調整

> **ポイント**
>
> ■家族への説明・確認内容
> ●病状の認識の確認
> ・悪性リンパ腫ターミナル期で、状態は非常に悪い。状況によっては急変もあり得る。家に帰りたいという希望をかなえるためには、できる限り早急に準備をする必要性がある。
> ●必要な医療処置・介護・家族の体制の確認
> ・在宅中心静脈栄養（HPN）・在宅酸素療法（HOT）管理などについて、習得が必要な事柄を具体的に説明。
> ・入院前より低下したADLの状態を話し、必要な介護について説明。
> ●起こり得る病状の変化への対応の説明
> ・今後、起こり得る状況を具体的に説明。訪問診療・訪問看護の必要性と役割とともに、家族の対応について説明。
> ●在宅での看取りの意思確認（急変時の対応）
> ・家族の在宅での看取りの意思を再度確認。
> ・終末期の状況を具体的に説明する。ほかの家族全員の合意を得ているかを確認。

　がん終末期の患者の在宅緩和ケアへの退院支援において、家族への意思確認は重要です。上に記載したような内容を退院調整看護師が家族と話し、在宅療養のイメージをもったうえで始めるようにしています。「最期は家で過ごさせてあげたい」「家で看取りたい」と希望する家族の中には、具体的なイメージがない方もいます。具体的な状況をイメージしてもらいながら在宅での支援体制の情報を伝え、自分たちの介護力、支援体制で可能なのかを現実的に検討し、意思決定をしていただきます。退院してから「こんなはずじゃなかった」と思うことがないように、予測できる限りの状況を、より具体的にイメージしてもらうことが重要だと考えています。多くの家族が看取りについての意思決定で悩む場合がありますが、そこを支えるのは最もそばにいる病棟看護師であり、家族がどの方向に意思決定をしても支えていく気持ちや体制が必要となります。

第三段階　地域や社会資源との連携・調整

1) 在宅医療体制の構築

　在宅で穏やかに終末期を過ごすためには、HPN管理の導入と、在宅での看取りをしてもらえる在宅医が必要でした。長女から家族のかかりつけ医に打診することとなり、紹介状持参のうえ打診し、了承を得ました。

第2章　疾患別　退院支援・退院調整の事例

表6-3　在宅中心静脈栄養・在宅酸素療法の退院調整

①輸液内容の調整、輸液ラインの選択、輸液方法、衛生材料の手配		退院調整看護師の動き
輸液内容の調整	輸液ポンプを使用し実施していた強心薬、昇圧薬などを在宅で管理可能なものへの変更を話し合い、内服へ切り替えるなどの方法で調整。	本人・ご家族の意見を踏まえ、在宅側と相談し、主治医、看護師と検討し方法を選択。
輸液ライン選択	緊急を要する退院であることや予測される余命から、体外式カテーテルのまま在宅への移行を選択。	
輸液方法の選択	間欠注入での輸液方法を本人が希望。夜間に輸液を行うことを選択。	
退院後の輸液タイプの選択	在宅で取り扱いが簡易なタイプ（総合ビタミン剤一体型など）の輸液を選択。	
調剤薬局の選定、調整	HPNの調剤、自宅への配達、薬剤指導が可能な近隣の調剤薬局を選定。 調剤薬局と連絡をとり、輸液内容や材料の確認、処方開始日、その他準備など詳細な調整。	在宅医、ご家族へ調剤薬局の情報提供。 在宅医、調剤薬局と連絡調整。
衛生材料の手配	必要な衛生材料一覧を在宅医へ連絡。 退院時持参物品の準備。	内容を訪問看護師と相談、在宅医へ連絡。決定内容を病棟看護師へ伝達。
②輸液注入ポンプ、在宅酸素のレンタル準備		退院調整看護師の動き
輸液注入ポンプ 在宅酸素の手配	安全な管理のために輸液注入ポンプを使用。業者の選定、依頼。 使用方法の説明日の設定。	在宅医、訪問看護師と検討。業者は在宅医の契約業者に決定。

　Fさんはすでに介護保険サービスを利用中で、担当ケアマネジャー、訪問看護師とのかかわりがありました。両者ともに当院併設の施設（事業所と訪問看護ステーション）の所属であったため現在の状態は了承済み、今回入院して必要となった「医療上の検討課題」と「生活・介護上の検討課題」を伝え、今後の方向性を確認しました。
　情報交換後、訪問看護師、ケアマネジャーより「状態からみて1週間ほどしか在

表6-4 病棟における家族への指導・調整

①指導内容〈病棟看護師中心に実施〉		退院調整看護師の動き
HPNについて HOTについて	・病棟看護師が指導 　輸液注入ポンプの取り扱い、輸液バッグの交換、終了時の取り扱い ・輸液ラインのプライミング、刺入部の処置は、訪問看護にて実施することとした。 ・指導内容は訪問看護師と情報交換し、在宅での方法を取り入れて行った。	ご家族、訪問看護師と相談。 退院後に家族が行うこと、訪問看護師が行うことを相談。手技方法を確認。家族指導の内容、方法を明確にし、病棟看護師へ伝達。
介護方法について	・おむつ交換、体位変換、バルーンカテーテル管理などを指導。看護師とともにケア参加をしながら習得。 ・1日の生活の流れの中で、具体的にいつ、どのような介護が必要なのか時間を追って家族とともに検討。	
急変への対応	・予測される急変の内容と対応について説明。訪問看護師からも在宅でのより具体的な状況、急変時の対応（連絡方法）を説明し、急変時の入院の希望を確認した。家族は「本人が入院を望まないので、最期まで看るつもりです」と話された。 ・急変時の対応、看取りの体制について訪問看護師から説明。	医師、病棟看護師と起こり得る状態の内容と対応について確認。 訪問看護師からのご家族面接の日を設定。
退院後のスケジュール	・退院直後から1週間の経時的スケジュールを退院調整看護師より説明。 ・各関連機関、業者の連絡先一覧を作成し説明。	全体の流れを整理し、家族へ説明。在宅医、訪問看護師へも整理した一覧を渡す。

②退院手段・環境の調整		退院調整看護師の動き
退院手段の調整 環境調整	退院時の状態から搬送方法を検討、寝台車にて搬送とした。 特殊寝台、エアマットなどの環境調整をケアマネジャー、訪問看護師と相談し決定。 退院当日に訪問看護師が環境調整、状態観察を行うこととした。	状態を伝達、搬送方法、時間、準備内容の相談を訪問看護師、ケアマネジャーと行った。

宅で過ごすことはできないかもしれないが、本人の希望をかなえましょう」という力強い言葉をもらいました。Fさんが終末期を穏やかにご自宅で過ごせることを目標に調整を開始し、退院日の目標は2週間後に設定しました。

ポイント
Fさんは介護保険サービスをすでに利用中で、訪問看護も導入されていましたが、利用されていない場合には家族に必要性を説明後、介護保険の申請を早急に行い、同時にケアマネジャーや訪問看護の選定をすることが必要となります。終末期の患者への調整には病状変化を予測したタイムリーな介入が求められるため、患者の具体的な情報を伝えて打診し、選定していきます。筆者の場合、訪問看護の打診の際には「早期退院連携ガイドライン」[1]の中の情報伝達シートを活用して情報伝達をするようにしています。

また、かかりつけ医はFさんのように家族に打診したり、訪問看護、病院内の地域連携部門、地域の医師会などに相談し、それぞれの患者・家族に適したかかりつけ医を選定していきます。

2）病棟における退院支援

患者・家族への指導は病棟看護師が中心に実施しますが、退院調整看護師が在宅サービス提供者や関係機関と連絡を取り合い、全体の支援計画、指導内容の抽出や指導方法のアレンジを行いながら、病棟看護師と密な連携をとり進めていきます。

病棟で退院までに行った指導・調整内容は、次の4点です。
①輸液内容の調整、輸液ラインの選択、輸液方法、衛生材料の手配（在宅用にアレンジ）
②輸液注入ポンプ、在宅酸素の準備
③病棟での家族指導
④退院手段、環境調整

ポイント
退院後、在宅でも継続的に医療的管理が必要な患者の退院支援では、患者・家族への十分な退院指導が必要です。この場合、指導内容は病院で行うケアではなく、在宅で行うものであることを強く意識して、よりシンプルに調整する必要があります。まず、指導を開始する前に在宅医、訪問看護師に連絡し、その患者の生活情報や希望などについて情報交換を行い、生活や希望に合わせて在宅での管理方法を考え（表6-3）、在宅での手技を訪問看護師に確認し、患者・家族へ指導していくようにします（表6-4）。このように、早期に在宅ケア関係者との連携を図り、在宅で可能なシンプルな方法へ変更しながら退院指導を行う、もしくは在宅での指導に切り替えることで、患者・家族の混乱を最小限にしていくことが大切だと考えています。

表6-5　退院後の支援

医療上の検討課題	HPN、HOT管理	・かかりつけ医が処方を出し管理する。 ・訪問看護師が退院後4日間は毎日訪問しHPN、HOTの管理の家族支援を行う。その後は週3回の予定。状態に合わせて訪問日を調整する。
	状態変化に対する対応	・かかりつけ医、訪問看護師の連携のもと、起こり得る状態に対し、対応、家族指導。 ・看取りの体制を整える。 ・緊急時の連絡体制を明確にする。
生活・介護上の検討課題	環境調整	・特殊寝台、エアマットのレンタル（ケアマネジャー）。 ・退院当日、居室の環境調整を訪問看護師が行う。
	患者が望むケアの提供	・訪問看護師により介護方法のアドバイス、指導。 ・退院後1週間の様子をみて可能な状態になれば、医師の許可を得て訪問入浴を行う。

3）退院前カンファレンス・最終調整

　本事例において退院前カンファレンスは入院中には開催されず、個々の情報交換で調整を進める形となりました（表6-5）。退院後2日目に在宅医の訪問診療に合わせて、ケアマネジャー、訪問看護、家族参加のうえ、サービス担当者会議を在宅にて開いています。退院前に調整しカンファレンスを開くことは重要なことです。在宅医や訪問看護師を交えて患者・家族、病棟主治医・看護師とで話し合いをし、情報交換や方向性の確認を行うことがよりスムーズな在宅への移行や患者・家族の安心のためにも必要だと考えます。

4）退院後のフォロー・評価

　当院では、退院後2週間目に電話で訪問看護に患者・家族の状況、連携に関して不都合な事柄や問題の有無について問い合わせを行うことにしています。
　Fさんの場合は当院の訪問看護ステーションが担当でしたので、退院直後からの様子を伺うことができました。退院後は、訪問看護師にサポートを受けながら輸液管理も適切に行うことができたそうです。またFさんは、ほとんど経口摂取ができない状態で帰られたにもかかわらず、長女がつくったおにぎりを「娘が作った食事はおいしい」と一つ丸ごと食べられたりと、小康状態を保ち、自宅で穏やかに時を過ごされていました。
　そして、退院から7日目、意識レベルが低下、家族、かかりつけ医、訪問看護師に見守られ、Fさんは永眠されました。死後、ご家族と訪問看護の介助にて、希

望されていた自宅のお風呂に入浴されたとのことでした。

> **まとめ**

■本事例の評価とがん終末期患者への退院支援・退院調整のポイント

　医療処置管理を要するがん終末期患者が在宅へ帰る際には、病院で行っている医療・看護をそのまま持ち帰るのではなく、早期に在宅側と連携を図り、生活の場である自宅での方法にアレンジすることが重要です。入院中から在宅を視野に入れてかかわり、他職種と連携し、治療の場から生活の場へのスムーズな移行のために調整を行うことが求められます。

　がん終末期患者の退院支援で最も大切なことは、患者・家族の思いの尊重、そして在宅への移行のタイミングの見極めだと感じています。これらをタイムリーに察知し、患者・家族とともに考えていくことができるのは、そばにいる病棟看護師だと思います。今回の事例において、病棟看護師が「Fさんの希望をかなえるのは、今しかない」と感じ、行動に移したことでFさん、ご家族の願いをかなえることができたのだと思います。

　看護師自身が患者・家族に向き合い「なんとかしたい」という気持ちを言葉にしていくことから退院支援は始まります。退院支援は看護の本質そのものだと常々感じています。日常の忙しさのなかで見失いそうになる看護、そして看護師の役割を、退院支援を通して確認し、自分自身のエネルギーに変えていってほしいと思います。

参考文献

1) 川越博美, 長江弘子編, 全国訪問看護事業協会監：早期退院連携ガイドラインの活用, 日本看護協会出版会, 2006.
2) 篠田道子編, 全国訪問看護事業協会監：ナースのための退院調整, 日本看護協会出版会, 2007.
3) 濱口恵子, 他編：がん患者の在宅療養サポートブック, 日本看護協会出版会, 2007.

6 がん終末期患者への退院支援・退院調整

Comment

　「家に帰りたい、死んでもいいから家に帰りたい」という患者の思いと、「家で過ごさせてあげたい」という家族の思いに寄り添って、病棟看護師と退院調整看護師が病棟でのカンファレンスを重ねながら退院、在宅での看取りへとつながった事例です。がん終末期にこのような患者の思いや家族の願いを聞いていながら、結局家へ帰せなかったというケースも多いですが、この思いを聞き逃さず、HPNの指導もさることながら急変時の対応までも含み、確認しながら在宅チームへ見事にバトンタッチさせていることは評価できます。同じ医療機関の訪問看護への依頼でもあり、情報共有がスムーズです。入院前から在宅サービスを利用していたので、担当ケアマネジャーや訪問看護師との人間関係ができていたことも大きかったといえます。このあたりが全く初めての調整を行う場合と時間的にも異なったと思われますが、残された時間の少ないFさんにとっては幸運でした。

　HPNがついただけで家に帰れないと患者や家族が思い、「帰りたい」思いを表出しないまま病院で亡くなる例もあります。退院に積極的でなかった病棟主治医に、この結果をフィードバックできるような病棟カンファレンスを、在宅のケアマネジャーや訪問看護師を招いて開催すれば、がん終末期患者の退院に向けて積極的な医療者が増えるのではないでしょうか。そのときの調整はぜひ、退院調整看護師に担ってもらいたいと思います。

（秋山正子）

7 がん末期患者への退院支援・退院調整
骨転移によりADL低下し、車いすによる在宅療養へ移行

武蔵野赤十字病院　看護部（前医療連携センター）
●山内 真恵

key words　膀胱がん、後期高齢者、がん末期、骨転移、ADL低下、車いす、疼痛コントロール、バルーンカテーテル、指導用パンフレット

事例概要　Gさん　80歳　男性

- **疾患名**：膀胱がん術後（膀胱全摘・回腸新膀胱造設術）、肝・左骨盤臼蓋転移、左足関節骨折
- **病歴**：
  - 入院までの経緯：
    4年前に膀胱がんと診断され、化学療法や放射線療法などを行っていた。手術後リンパ節への転移があり、入退院を繰り返しながら追加治療を行っていた。しかし、再発巣の増大、左大腿神経浸潤による下肢麻痺が出現したため、2年前より緩和治療を中心に自宅で治療を継続していた。3カ月前に自宅で転倒し、左足関節骨折のため当院に入院。骨折部は保存的治療を勧められたが、疼痛緩和の目的で観血的固定術を施行。患者・家族のリハビリテーションをして自宅に帰りたいとの希望があり、1カ月前にリハビリテーション目的で他院へ転院した。
  - 再入院の目的：
    転院先の病院より「CT上、骨盤左臼蓋の骨破壊の進行、肝機能低下があり、リハビリテーションを行うリスクが高い」と連絡があり、患者・家族と今後の療養について最終目標を設定のため、泌尿器科に再入院することとなった。
- **生活状況**：
  - 家族：夫婦二人暮しで、同じ敷地内の別棟に長男夫婦が住む。キーパーソンは、妻
  - 主介護者：妻は持病があり体調がよくない。妻の体調をみながら長男の嫁が自宅で介護を手伝っている。
- **利用している社会保障制度**：介護保険（要介護2）
- **サービス利用状況**：
    ヘルパーによる入浴介助（週1回）、車いす・シャワーチェアなど福祉用具レンタル、住宅改修（浴室・トイレなど手すり設置、車いすによる移動にあわせ）

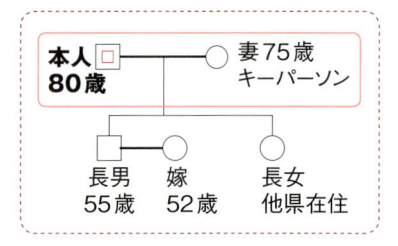

本人□80歳 ― ○妻75歳 キーパーソン
　長男 □55歳　嫁 ○52歳　長女 ○他県在住

第一段階　退院支援が必要な患者のスクリーニング

1）退院調整看護師の退院支援介入までの経過

　当院では、入院時に病棟看護師が看護基礎情報を聴取後に、「退院調整スクリーニング基準」（以下スクリーニングシート）にのっとってスクリーニングを行っています。Gさんは、スクリーニングシートから、②70歳以上で単身ないし高齢者のみ世帯、③屋内生活の自立に困難が予測される、⑥自立度B、Cでかつ転移が

退院調整スクリーニング基準

項目	点数	入院時 /	7日目 /	14日目 /	/
①80歳以上	1				
②70歳以上で単身ないし高齢者のみ世帯、または高齢者のみで日中独居	1	○			
③障害や廃用性の変化により、屋内生活の自立に困難が予測される	1	○			
④介護保険の特定疾病の対象	3				
⑤意識障害または、認知症症状を呈している	1				
⑥自立度B、Cかつ、転移癌または、予後半年程度の疾病に罹患している	1	○			
⑦医療処置が、退院後必要と予測される	1				
⑧自立度B、Cで介護保険の認定を受けていない	3				
⑨介護保険、障害者等の認定を受けていて、かつサービスを活用している	1	○			
⑩病状理解が不安定、事務手続きが不案内、または情緒的に不安定な患者・家族	3				
合計点		4			

サイン

手島陸久；退院計画、1996を一部改定

・スクリーニングは入院時、7日目、14日目、退院の見通しが立った時点、とする。

・合計3点以上で、退院計画該当となる。
　該当者は退院調整チェックリストに記入し、調整を開始する。ただし、3点以上にならなくても退院調整が必要と思われる場合は、必要に応じて用紙を用い、退院調整を行う。

〈参考〉

介護保険特定疾病15種類

①初老期認知症　②脳血管疾患　③筋萎縮性側索硬化症　④パーキンソン病　⑤脊髄小脳変性症
⑥シャイ・ドレーガー症候群　⑦糖尿病性腎症、糖尿病性網膜症、糖尿病性神経障害　⑧早老症
⑨慢性閉塞性肺疾患　⑩両側の膝関節または股関節に著しい変形を伴う変形性関節症
⑪後縦靱帯骨化症　⑫脊柱管狭窄症　⑬骨折を伴う骨粗鬆症　⑭閉塞性動脈硬化症　⑮慢性関節リウマチ

図7-1　スクリーニングシート　　　　　　　　　　　　　　　　　　　　　（武蔵野赤十字病院）

んまたは予後半年程度の疾病に罹患している、⑨介護保険サービスを活用している、の4項目が該当しました。3項目以上該当したので、入院時の段階で退院調整が必要であるとアセスメントされました（図7-1）。

退院調整看護師は転院時に転院調整にかかわっていましたので、再入院の調整を行い、病棟師長とも連絡を取り合っていました。また、Gさんは入退院を繰り返しており、病状や経緯から入院後は退院調整が必要であることは病棟師長とも共有認識をもつことができていました。

2）アセスメントと情報収集

Gさん夫婦は、「一人で車いすに乗れて、トイレ移動ができるようになれば退院したい」と希望していました。再入院後、Gさんは「トイレぐらい自分で行きたい、いちいち人を呼びたくない」と病棟看護師や妻を怒鳴ることが多くなりました。Gさんは、左下肢が使えないことを「左足関節の骨折で足が付けない」と認識していました。そこで整形外科医に病状の見解を確認すると、「CT検査の結果から左骨盤臼蓋転移はかなり進行しており、下肢を荷重することで中心性脱臼の危険があり、歩くこと自体が危険である」との判断でした。また再入院にあたり、泌尿器科医は「多発性肝転移があり、余命は数カ月」と妻、長男の嫁に説明しました。そのため、妻は今後の療養への不安も重なり精神的動揺が強く、医師や看護師の言動や対応に過敏になっていました。

これらのことから、退院調整看護師は早急に介入する必要性を感じました。病棟看護師と情報交換し、退院支援に向けたアセスメントを行い、問題点・検討課題を整理し、下記を挙げました。

・下肢の荷重ができないことについて、患者・家族と医療者の間に「認識の違い」がある。

支援の体制

武蔵野赤十字病院
611床　診療科数22　平均在院日数：11.7日（H21年度）
退院調整専門部署：医療連携センター／退院調整看護師1名、ソーシャルワーカー4名

■ 退院調整のモニタリングと看護連携

当院では近隣の病院や訪問看護ステーションと定期的な会合をもち、地域で活用できる情報ツールを検討している[1]。在宅ケアを担当する看護職の方々と連携することにより、私たち急性期病院の看護職は多くの気づきをいただく。各々の地域で急性期病院と訪問看護の看護職がお互いに知恵を出し合いブラッシュアップしていける関係を築いていくことも、退院調整看護師の重要な役割だと思っている。

7 がん末期患者への退院支援・退院調整

表7-1　医療上の検討課題と生活・介護上の検討課題（第一段階）

医療上の検討課題	・左骨盤臼蓋転移について整形外科医の見解を確認。	・患者・家族ともに荷重できないことに不安やストレスがあるので、骨盤臼蓋の病状について整形外科医師から患者・家族に説明してもらう。
	・今後の治療方針の確認。	・泌尿器科医と整形外科医の治療方針を確認し、医療者間で共有する。
生活・介護上の検討課題	・車いすの生活になる。 →車いす・ポータブルトイレの移乗	・移乗動作について理学療法士と相談し、助言してもらう。
	・自宅環境を整える必要がある。	・ケアマネジャーと連絡し、車いす中心の生活ができるように整える。

・妻への精神的支援が必要である。

　病棟看護師はGさんの状態の調整や家族への指導などを行い、退院調整看護師は診療科との方針の確認と院外との連絡調整の窓口となることとし、役割分担をしました（表7-1）。

第二段階　医療・ケア継続のための看護介入とチーム・アプローチ

1）院内情報収集・調整

　整形外科医からの病状説明を早急に行ってもらうよう、退院調整看護師は調整することにしました。まず整形外科医にGさん・妻の様子を伝え、泌尿器科医の方針を確認したうえで、改めて面談することを依頼しました。泌尿器科医には、整形外科医師と今後の方針について話し合い、急変時の対応について検討することを依頼しました。医療者間で診療科の方針について共有認識をもつことが重要と考えました。診療科が複数かかわっているので、医師からの病状説明には病棟看護師、退院調整看護師が同席し、患者・家族へ病状理解を促すことが必要であると確認しました。

2）院内カンファレンス

　Gさん・妻の様子から、病状認識のズレを修正することを最優先し、どのように修正していくか、入院後2日目に病棟看護師と退院調整看護師でカンファレンスを行いました。再入院して間もなかったので情報も少なく、今後の方針も見えていな

いことから、「患者・家族の意向」と「今後の退院支援」に重点をおきました（表7-2）。

■患者・家族の意向

病棟看護師のなかには、威圧的なGさんにかかわることが怖いと思うスタッフもいて、感情を受け止められずにいました。Gさんは行動が制限されることにストレスを感じていたので、Gさんができることは何か、「できる日常生活動作」を確認しました。そこで退院調整看護師は、ベッドからの起き上がりや車いす操作については可能な限りGさん自身で行ってもらい、できることを強調しながら支援することを提案しました。やってはいけないことばかりに視点が向いてしまうと患者・家族はマイナスイメージが先行するので、Gさんの意向に沿った退院支援が患者・家族の精神的安定につながることを病棟看護師に伝えました。

また、妻は医療者の言動や態度に敏感になり、「知らなかった」と否定的な言動が目立っていました。妻は予後について告知されていることから精神的に不安定になりやすい状態にあると判断しました。Gさん、妻ともに今の病状を知ってもらい、自宅で「できること」と「難しい危ないこと」をわかりやすく説明し、安全に過ごすことが重要であることを病棟看護師と共有認識しました。

表7-2 検討課題と今後の支援（院内カンファレンス）

	現状の課題	実施する治療・ケア（支援）
医療上の検討課題	・左骨盤臼蓋転移 ・疼痛コントロールが必要。 ・新膀胱のため2〜3時間おきの排尿が必要。 ・転倒、荷重による再骨折のおそれ。	・疼痛管理が可能な在宅医を導入。 ・排尿についてはバルーンカテーテルとする。 ・妻は荷重できないのは足関節のせいと思っているため、骨盤臼蓋の病状について整形外科医師から説明し、理解してもらう。
生活・介護上の検討課題	・車いすの生活になる。 ・車いす・ポータブルトイレの移乗。 ・自宅環境を整える必要がある。 ・退院後の生活に不安がある。 ・患者・家族の精神的支援が必要である。 ・介護指導をわかりやすく、継続する必要がある。	・移乗動作について理学療法士と相談し助言してもらう。 ・ケアマネジャーと連絡調整。 ・患者、妻の意向を聞き、不安を表出できる環境をつくる。 ・妻は一度にたくさん伝えると混乱してしまうので、要点を絞って説明。 ・指導内容を見てもわかるように、パンフレットを作成する。

■今後の退院支援

　問題点として抽出していた「下肢の荷重ができないこと」について、患者・家族の意向を踏まえ、退院支援をどのように進めていくかについて検討しました。妻も退院後の療養に不安を募らせていましたので、一度に多くの内容を理解しきれず混乱してしまうことが予測されました。Gさんにできること、セルフケア能力を維持しながらかかわることが重要であると考え、まず、次の2点について退院支援を行うことにしました。

①左下肢を荷重せずにできる安全な移乗動作を、理学療法士と相談しながら習得してもらう。
②疼痛の管理（排便管理も含む）について、理解し実施してもらう。

　自宅環境については、退院調整看護師がケアマネジャーに連絡し、情報収集することにしました。

　Gさんは新膀胱造設術を受けていたので、排尿管理は尿漏れがあり、腸液が混じることから2〜3時間おきに腹圧をかけた排尿管理が必要でした。骨折術後からバルーンカテーテルで管理していましたが、やはり腸液で詰まりやすくなっていました。そのため、3回/日定期的にバルーンカテーテルをシリンジで吸引し、バルーンカテーテルの閉塞を予防していました。カンファレンスでは、検討課題として排尿管理についても提出されました。バルーンカテーテルを抜去することも検討しましたが、日中は介助できても夜間の2〜3時間おきのトイレ介助が負担になること、またトイレ動作時の転倒や左下肢の荷重のリスクが高いとの結論になりました。カンファレンスの結果から、骨折前と同じようにトイレに行って排尿することは困難であり、排尿管理はバルーンカテーテルで管理と閉塞予防が重要であることをGさん、妻、長男の嫁に理解してもらう必要がありました。そこで、さらに、

③自宅でもバルーンカテーテルを挿入し、排尿管理についての知識と処置方法を習得してもらう

の1項目を加えて退院支援を始めることとしました。また、具体的な介護指導にあたっては、Gさん・妻にも指導内容が目で見てもわかりやすいように、図入りで指導パンフレットを作成して指導することとしました。

　このように問題点を絞って支援を進めることもコツです。

　一方、妻への精神的支援が必要であることについても検討しました。退院調整看護師との相談場面で長男の嫁が妻と同席していることが多く、病棟看護師もGさんも長男の嫁の助言は効果があると認識していたので、長男の嫁に妻の精神的支援をお願いできないか、できれば指導に参加してもらえないか、依頼してみることにしました。

表7-3 在宅支援アセスメント

1. 医療管理

①病状確認、治療状況、今後の予測
- 膀胱がん再発、肝転移があり肝機能低下がある。緩和医療が主となる。
- 予後は数カ月と予測。
- 左骨盤臼蓋転移があり、左下肢の荷重は禁止となった。

②本人・家人の理解、告知状況、受け入れ状況
- 膀胱がんは本人に告知しているが、予後については家族のみに説明。
- 本人は左下肢をついてはいけないと理解しているが、骨転移があることの理解は十分とはいえない。

③退院後の医療管理のポイント、管理能力の有無
- 本人、妻ともに管理可能であるが、ついうっかり忘れたり、慌てて混乱することがあり、長男の嫁のサポートが必要である。
- 病状変化が生じたときに妻が混乱することもあると予測し、長男の嫁に協力を得る。

④在宅医療処置内容、セルフケア能力
- 疼痛コントロールのため、デュロテップ®パッチを使用している。
  疼痛管理が必要であること、レスキュードーズの内容については本人・妻ともに理解し実施できる。デュロテップ®パッチの貼り替えは、妻、長男の嫁に指導。
  その他の投薬管理については、長男の嫁がセッティングする。
- バルーンカテーテルの閉塞予防が必要である。
  シリンジを使ってバルーンカテーテルを吸引する。1日3回定期的に行う。夜間も必要になるため、妻の介護負担を考慮し、6時、14時、23時とした。吸引の方法は、妻と長男の嫁に指導。
  本人に、バルーンカテーテルのミルキングを指導した。浮遊物の確認や尿量についても妻、長男の嫁に指導。

2. 生活介護の必要性

①ADL評価
- 食事：特に制限なく、摂取量は多くなかったが比較的コンスタントに取れていた。
- 入浴・洗髪：骨折前には入浴も問題なく行えていたが、入院後から清拭、シャワー浴もしくは器械浴となり、中等度の介助で行っていた。
- 更衣・整容：上半身の更衣は自立しているが、左下肢が思うように動かないこと、動かすことで痛みを生じるため、下半身の更衣は介助が必要。
- 排泄：排尿）バルーンカテーテルでの管理。バルーンカテーテルから尿がもれることもあり、尿とりパッドは着用。尿とりパッド交換は本人が行い、後始末は妻が行う。
  　　　排便）投薬でコントロールがついており、1〜2日おきに自然排便があった。病棟では車いすでトイレに行き、トイレ動作の介助が必要。
- 移動：立位、起立時、車いすの移乗時にふらつくこともあり、不安定のため、妻など家族が近位で見守ることが必要。
  座位保持は可能である。ベッドに手すりなど上肢で支持できるものが必要。シャワーなどには必ず介助者が必要。

②家屋評価
　自宅の廊下、浴室にはすでに手すりがある。自宅トイレは使用せず、ポータブルトイレを使用。ポータブルトイレは、本人の意向で目立たない場所に設置したい。
　車いすが通れるドアの幅があり、段差も解消されている。寝室の隣がリビングであり、車いすでの往来も可能なスペースがある。

③介護力評価
　本人も移乗動作を理解すれば動作獲得は可能。だたし、焦ったり、できると過信しがちな面があり、助言できる環境が必要。理学療法士の助言をもらいながら、移乗動作を指導していく。また、日中ソファーで過ごしたい意向があるので、ケアマネジャーに自宅環境を確認し、日中の過ごし方を再度検討する必要がある。
　長男の嫁が積極的に介入してくれる意向があるので、本人、妻への指導場面で一緒に参加してもらう。

3. 患者自身、家族の「どうありたいか」

本人：自宅で気ままに過ごしたい。入院すると制限が多く、ストレスになる。病気が進行しているのはわかるが、歩けないのはつらい。少しでも動けないと気が滅入る。とりあえず家に帰りたい。
妻：本人の好きなようにさせてあげたい。痛いとか苦しいとか言われたら困る。どうしたらよいかわからない。
長男の嫁：極力可能な限り自宅で過ごしたほうがいいと思っているが、病気が悪くなったら、本人も入院を希望すると思う。

本人のQOLをどのように保障するか

　今回の入院では、現状認識をしてもらい、自宅で安心した療養生活が送れるよう支援体制を整備することに重点をおく。今後の病状変化について今の段階で説明しても、かえって混乱をきたしかねない。泌尿器科の方針は、病状が悪化した場合は再入院とする。
　医療継続について、自宅近くの在宅医に医学管理を依頼し連携する。また、訪問看護に介入してもらい、疼痛管理や排尿管理での支援を依頼する。
　自宅環境や今後のADLについて、訪問看護と合わせ、訪問リハビリテーションで理学療法士に自宅でのADLを評価してもらい、筋力低下などリハビリテーションを継続してもらう。
　できるだけ自宅で療養生活が継続できるように、在宅医、訪問看護ステーション、ケアマネジャーと連絡調整を行う。

■今後の治療方針

　整形外科医は「下肢の荷重は危険」とし、リハビリテーションで筋力低下を予防しADLの改善まで望むとリスクが高くなるだろうと判断していました。また、泌尿器科医は、肝転移もあったので急変時は再入院し、それまでの間は往診できる医師に対応してもらい、連携を図っていきたいと考えていました。院内カンファレンスの内容について泌尿器科医と確認し、退院支援の方向性を共有しました（表7-3）。

3）患者・家族と自宅療養のイメージ共有

　相談場面で、院内カンファレンスで重点項目とした3項目について、Gさん、妻、長男の嫁が自宅療養をどのようにイメージしているか確認しました。妻もGさんが自宅で過ごしたいという意向を最優先に考えていました。

● **左下肢を荷重せずにできる安全な移乗動作の習得**

　入院後2日目に、泌尿器科医より下肢の荷重についての危険性と現在の病状について説明され、Gさん・妻は戸惑っていましたが、「やり方を教えてもらえればできるかなぁ…」と少し前向きにとらえている印象を受けました。これから自宅での昼間の過ごし方をどうしたいと考えているかGさん、妻に伺ったところ、「自宅に戻ったらリビングにある一人掛けのソファーで日中過ごし、車いすで寝室やリビングを行き来して過ごしたい」と自宅での過ごし方をイメージしていました。Gさんはリビングのソファーが気に入っており、骨折前から日中はソファーで過ごすことが日課となっていたようでした。長男の嫁は「ソファーは低く、立ち上がれるかどうか…」と心配していました。下肢を荷重してはいけないことは理解していただけましたが、安全性を考慮すると日中の過ごし方は問題であるとアセスメントしました。在宅療養のイメージを尊重しつつも、ソファーからの立ち上がりが可能かどうかをケアマネジャーと理学療法士と相談したうえで、自宅での過ごし方を検討することとしました。また、日常生活動作を習得するために、Gさん、妻、長男の嫁に、ベッドサイドでの介助指導を受けてもらうことをお願いしました。

● **疼痛管理について**

　骨折前からオキシコンチン®（塩酸オコシコドン）を内服していたので、再入院後は自宅での管理を考慮し、デュロテップ®パッチ（フェンタニル貼付剤）へ変更しました。Gさん、妻、長男の嫁も「痛くなったらコレ（塩酸モルヒネ水）を飲むと楽になる」とレスキュードーズに対する認識もありました。デュロテップ®パッチも貼り方を教えて欲しいと積極的な姿勢がみられました。

● **バルーンカテーテルの管理について**

　骨折前から排尿はGさん自身で管理しており、妻は「よくわからない」とのことでした。Gさんはバルーンカテーテルの導入について「管につながれる。自宅で管がつまったらどうするんだ」と話し、妻も「臭いがしないか」と抵抗感をもっていました。妻は自分が管理しなくてはいけないことに負担に感じていると思われ、負担感を軽減することができるように指導することが必要であるとわかりました。そこで、病棟看護師とも相談して処置の方法を調整することにしました。

● **家族の協力体制**

　相談場面で、長男の嫁に在宅に向けた支援に協力してもらえるか意向を尋ね

と、長男の嫁は、「自宅に帰ったらできる限り協力していきたいと思っているので、私もできることはさせてもらいます」と快諾され、積極的に協力する姿勢が感じられました。

4）病棟における退院支援

Gさん、妻、長男の嫁に、診療科医や病棟看護師と検討した結果を踏まえて、これから退院までの準備や退院後に予測される状態について説明しました（表7-4）。Gさんはすでに介護保険サービスを利用していたので、さらにサービスの追加を希望されました。妻もGさん同様、自宅での介護に不安を感じていたので、早急にケアマネジャーと連絡をとり退院に向けた調整を行うことで同意を得ました。

■在宅療養に向けたアレンジと指導内容
●左下肢を荷重せずにできる安全な移乗動作の習得

まず、自宅環境について、ケアマネジャーと情報交換を行いました。次に、理学療法士にケアマネジャーから得た住環境を伝え、動作について確認しました。理学療法士からは、「立ち上がり時にふらつきが顕著になるので、立ち上がり時、上肢でしっかりと手すりなどにつかまりながらゆっくり移乗することが重要」との見解を得ました。

Gさんにケアマネジャーと理学療法士と相談した結果を報告し、車いすがよいことを説明しました。Gさんは「自由がないのがつらいから、車いすで動けるだけでもよいか…」と車いすを使用することを了解されました。

これらの情報を病棟看護師とも共有し、ベッドサイドでも移乗時は必ず介助しながら行いました。Gさん、妻、長男の嫁にも移乗方法がわかりやすいように、簡単な絵を入れたパンフレットを作成しました。看護師が変わっても同じ方法で統一され、Gさんも妻も混乱せず繰り返し行うことができました。Gさんは「いちいち面倒くさい」など病棟看護師に訴えることもありましたが、安全に移乗できることが重要であることをそのつど説明し、「痛いときもあるから、仕方がないか」と徐々に受け入れるようになりました。

●疼痛管理の理解と実施

デュロテップ®パッチの貼り方についても図解したパンフレットを作り、妻に指導を始めました。妻は「パッチがはがれてしまいそうで心配」とのことでしたので、デュロテップ®パッチの上下をテープ固定することにしました。回数を重ねるごとに自信をもって行えるようになりました。

内服薬については薬剤部に相談し、極力分包にしてもらい、分包した薬を長男の嫁が投薬カレンダーに1週間分セットすることにしました。長男の嫁にも、具合

表7-4　退院までの目標と支援

	退院までに目指す状態	実施する治療・ケア（支援）
医療上の検討課題	**膀胱がん再発、肝・左骨盤臼蓋転移** ・がん性疼痛のコントロール。	●**泌尿器科医師** ・疼痛がコントロールされ、在宅医と病状変化時の対応について連携。 ●**看護師** ・緩和ケア認定看護師と協働して、疼痛管理について本人・妻・長男の嫁に指導（デュロテップ®パッチの貼り換え、レスキュードーズの使い方）。 ●**薬剤師** ・投薬内容について服薬指導を行う。
	バルーンカテーテルの管理 ・バルーンカテーテルの閉塞予防。	●**泌尿器科医師・看護師** ・自宅での手技について泌尿器科医と協働し、閉塞予防の手技を妻・長男の嫁に指導する。 ・本人に、カテーテルのミルキングを指導。
生活・介護上の検討課題	**移乗動作の獲得** ・車いすを使用し、左下肢を荷重せず安全に移動する。	●**PT** ・日常生活場面での移乗訓練を行う。 ●**看護師** ・ベッドからの起き上がり、ベッド上の体位変換や体位修正を見守りで行う。 ・日常生活場面での移乗を、見守りから軽介助で行う。 ・ベッドからポータブルトイレ・車いすまでの移乗を指導。 ・手すりによる立ち上がりの習慣化。 ・車いすの操作方法を見守りで行う。

　に応じて薬をどのようにしたらよいか薬剤師からも確認し、理解していただきました。妻も安心し、介護に専念できるとおっしゃっていました。

●バルーンカテーテル管理の理解と処置方法の習得

　バルーンカテーテルでも尿漏れがあり、尿とりパッドを使用していました。シリンジによりバルーンカテーテルの吸引を1日に3回定期的に行っていましたので、実施時間について妻と相談しました。そして妻の就寝時間を考慮し、時間を設定しました。

　また、泌尿器科医と相談し、自宅で実施しすいように手技を簡便化しました。簡便化した内容は絵にして、Gさん、妻にもわかりやすいようにし、尿量や飲水量も記録を残すように指導しました。妻に積極的に取り組む姿勢がみられました。妻は渡したパンフレットにメモを加えるなど、工夫されていました。

第三段階　地域や社会資源との連携・調整

1）在宅医療体制の構築

　再入院3日目、第二段階の患者・家族と合意形成ができた時点で、退院調整看護師がケアマネジャーと電話で連絡をしました。ケアマネジャーから家族背景の情報も得ることができ、家族関係から長男の嫁にも介入してもらったほうがよいことなど、得た情報をもとに病棟での指導に活かしました。

　Gさんの状態から、訪問看護は訪問リハビリテーションも可能な訪問看護ステーションを選定する必要があると判断しました。ケアマネジャーと相談し、Gさんの状態から訪問看護は医療保険で対応することとしました。退院調整看護師から訪問看護ステーションに病状経過について説明し、内諾を得ることができました。

　Gさんにがん末期を穏やかに安全に過ごしてもらうことを目標に、ケアマネジャー、訪問看護師と相談し、退院目安を再入院から約2週間後に設定しました。

　訪問看護師からも、今後の病状変化を考慮すると在宅医との連携が必要であると提案されました。泌尿器科医にも報告し了解を得て、Gさん、妻、長男の嫁と訪問看護と在宅医について相談しました。妻より、「以前から近くの診療所に受診していた経緯があるので依頼したい」とのことでしたので、退院調整看護師から診療所のかかりつけ医へ連絡しました。かかりつけ医からは「Gさんがどうしているか心配だったので、是非訪問させてもらう」と心強い言葉をもらいました。そこで泌尿器科医からかかりつけ医へ、治療経過などの診療情報について直接連絡しました。このように医学的管理をかかりつけ医に移行し、当院では病状悪化時の受診と入院を含め対応することにしました。

2）退院前カンファレンス

　再入院1週間後にGさん、妻、長男の嫁、ケアマネジャー、訪問看護師と泌尿器科医、病棟看護師、退院調整看護師が一堂に会し、退院前カンファレンスを開催しました。

　まず、今回の入院経過と主治医の方針、指導について情報提供をしました。妻も足をついてしまわないか不安に思っていたので、退院調整看護師から訪問リハビリテーションで家屋環境から動作を評価してもらうことを提案しました。排尿管理について、衛生材料や処置の方法について訪問看護師から改善案を提案されました。また、入浴は当面、自宅での移乗動作が安定するまで訪問入浴で対応することにしました。陰部の保清は訪問看護師が訪問時に対応し、自宅での様子をみ

第2章 疾患別 退院支援・退院調整の事例

情報シート

記載者：_____

患者名：Hさん （50歳） 入院日：
診断名：ALS
入院目的：精査・教育・⊙治療⊙（ 呼吸障害 ）
担当医：　　　　受持ち看護師：　　　　MSW：
かかりつけ医：　　　　　　（通院・⊙往診⊙）
Key Person：　　　　　　（続柄）妻
主介護者：妻　　　　面会頻度：毎日　　　緊急連絡先：

家族構成

（略）

入院前所在	・⊙自宅⊙（住所：　　　　　　　　　　　　　　　　　　　　　　） ・病院／施設（　　　　　　　　　　　連絡先：　　　　　　　　）
介護保険	・未申請・要支援1　2・要介護1　2　3　4⊙5⊙・新規/区変中（日付　／　） ケアマネジャー（事業所：　　　担当：　　　連絡先：　　　）
障害者手帳	・⊙身体⊙（部位　　　）・知的・精神　第　種1級　区分（　　）
サービス利用状況	・⊙訪問看護⊙（週1回　⊙YCH⊙・その他［　　　］）・デイケア／サービス（週　回） ・⊙訪問介護⊙（5回／週）・⊙訪問入浴⊙（週1回）・訪問リハ・その他（　　）

日常生活動作	食事	・自立　・見守り　・一部介助　・⊙全介助⊙　　　ムセ　・無・有
		・常食　・軟菜　・ペースト　・経鼻栄養　・⊙胃ろう⊙　・その他（　　）
	排泄	・自立　・見守り　・一部介助　・⊙全介助⊙　　　失禁　・⊙無⊙・有
		・トイレ・ポータブル・⊙尿器⊙　・⊙オムツ⊙　・導尿　・留置カテーテル
	入浴	・自立　・見守り　・一部介助　・⊙全介助⊙
		・入浴　・シャワー・特殊浴槽　・清拭　　・⊙訪問入浴⊙
	移動	・自立　・見守り　・一部介助　・⊙全介助⊙
		・独歩　・杖歩行　・伝い歩き　・歩行器　・⊙車椅子⊙　・その他（　　）
	薬の管理	・自立　・要確認　・1日渡し　・1回渡し　・（　）日分セット
入院前：黒	買い物	・可能　・⊙代行者あり⊙・不可　　金銭管理　・可能・⊙代行者あり⊙・不可
入院後：赤	調理	・可能　・⊙代行者あり⊙・不可　　外部との連絡・可能・⊙代行者あり⊙・不可

生活障害	視力	・⊙無⊙・有（　　　　　）	言語	・無・⊙有⊙（　　　　　）
	聴力	・⊙無⊙・有（　　　　　）	認知	・⊙無⊙・有（　　　　　）

家屋状況	住居	・一戸建て　・⊙集合住宅⊙（　階　エレベーター　・無⊙・有⊙）
	段差	・⊙無⊙・有（・家屋内　・家屋外）
	トイレ	・和式・洋式　　　手すり　・無・有
	風呂	・無・⊙有⊙　　　　手すり　・無・有
	寝室	・無・⊙有⊙（・1階　・2階　・⊙その他⊙［　　　］）　寝具　・⊙ベッド⊙・布団

経済状況	仕事	本人　・⊙無⊙・有（　　　）　家族　・⊙無⊙・有（　　　　）
	年金	・無・⊙有⊙（国民・厚生・労災）　・生保　　その他収入源（　　）

退院支援の必要性（＊75歳以上は必須。入院後3日以内にチェック）
1　□再入院のおそれがある／病状が不安定　　　　　　1.2にチェックがつけば
2　☑退院後も継続的な管理や医療処置が必要　　　⇒　退院支援看護師への相談　⊙要⊙・不要
3　☑入院前に比べADLが低下　　　　　　　　　　　　3.4.5にチェックがつけば
4　□独居、介護力が不足、施設入所中　　　　　　　　MSWへの連絡　⊙要⊙・不要
5　□現行制度を利用して在宅移行が困難あるいは制度対象外　　＊退院支援計画書作成（　／　）

図8-1　情報シート（スクリーニングシート）

（淀川キリスト教病院）

表8-1　アセスメントシート

医療上の検討課題	●**今後の予測、本人・家族の病状理解** 　　気管切開・人工呼吸器装着により呼吸障害は改善され長期間の生命維持が可能となった。さまざまな合併症や介護負担については主治医の説明を受け、本人・家族とも十分理解している。 ●**人工呼吸器の管理** 　　人工呼吸器装着に伴い、①在宅用の人工呼吸器の選定、②周辺機器の準備、③家族や関係職種への管理方法の指導、④療養環境の整備が不可欠である。頻回の吸引は、本人の身体的負担や家族の介護負担を増大させることから、痰の量など入院中に調整しておくが必要がある。 　　気管切開に伴い発語ができなくなったことから、本人の精神的ストレスが大きくなっていくことが予測され、意思伝達方法を確立しておくことが大切。 ●**胃瘻・栄養管理** 　　入院前からボタン式胃瘻からの栄養管理が行われていたが、身体状態の変化に伴い栄養剤の種類や量、投与方法を調整する必要がある。 ●**介護者の管理能力** 　　主介護者である妻は健康で理解力も良好であり、上記の医療管理を行うことは十分可能である。しかし、妻の身体的負担を軽減するためには、訪問看護、訪問介護などのサービスを有効に利用する必要がある。特に、吸引ができるヘルパーの確保は不可欠である。
生活・介護上の検討課題	●**ADL評価** ・食事：嚥下障害があるため、経口摂取は困難。入院前より、胃瘻からの経管栄養を行っている。 ・入浴：全介助。入院前は、週1回、訪問入浴サービスを利用していた。呼吸状態を評価し、在宅での安全な入浴方法を検討する必要がある。 ・洗面・歯磨き：全介助。入院前は1日1回顔面清拭と歯磨き（拭き取る方法）を行っていた。 ・排泄：全介助。尿便意あり。入院前は排尿は尿器使用、排便は全介助でトイレ移動。人工呼吸器装着に伴いトイレへ移動が困難になり、排便方法の検討や排便コントロール必要。 ・移動・移乗：全介助。外出をしたいというHさんの希望があり、人工呼吸器を乗せることができるオーダーメイドの車いすの申請が必要。 ●**IADL評価** ・財産管理：妻が代行。 ・外部との連絡：入院前より、意思伝達装置の導入が検討されていた。 ●**コミュニケーション評価** ・理解力：問題なし。 ・会話：入院前より発声困難になりつつあったが、気管切開により全く発声できなくなった。四肢筋力低下があり、右上肢は動かすことができない。左第3、4指はわずかに屈曲可能であるため、意思伝達装置の利用が可能。 ●**家屋評価** ・住居はマンション。エレベーターあり。車いすでの移動は問題なし。 ・人工呼吸器や吸引器などの医療機器を使用するため、療養室の状況やコンセント・電気容量の確認や機器の設置場所の検討が必要。 ●**介護状況** ・主介護者である妻は、健康で理解力良好。他の家族員の協力はあまり期待できない。 ・収入はHさんの障害年金のみ。

（淀川キリスト教病院）

分担をしました。

2）情報収集とアセスメント

入院前の本人の身体的・精神的状態や介護状況などは、キーパーソンで主介護者でもある妻や、入院前から介入していた訪問看護師（当院併設の訪問看護ステーション）から情報収集を行い、主治医、病棟看護師、退院支援部門の間で情報共有・アセスメントを行いました（表8-1）。

> **第二段階** 医療・ケア継続のための看護介入と
> チーム・アプローチ

1）在宅療養に向けた問題点の整理

情報収集とアセスメントを基に、主治医、病棟看護師、退院支援部門とで問題点を整理し、指導・調整内容を検討しました。

■医療上の検討課題
●人工呼吸器の管理
・気管切開や人工呼吸器装着に伴い呼吸障害は改善したが、人工呼吸器や吸引などの医療的な管理が増えたため、在宅療養に向けて、周辺機器の準備、療養環境の整備が不可欠となる。
・家族が管理方法や緊急時の対処方法を理解するとともに、医療面でのサポート体制を充実させる必要がある。

●気管カニューレ・気管切開部の管理
・入院中に気管カニューレの種類やサイズを調整し、カフエアの確認や定期的な交換、気管切開部のケアを誰がどのように行うか検討しておく必要がある。
・家族への指導も必要。

●吸引
・口腔と気管切開部からの吸引が必須であるが、痰の貯留や頻回の吸引はHさんの苦痛や家族の介護負担につながるため、痰の減量やスムーズな排痰に向けた調整、睡眠の確保、および家族への指導が必要となる。

●胃瘻・栄養管理
・入院前からボタン式胃瘻からの栄養管理を行っていたが、唾液や水様痰の増加、腹部膨満感の訴えがあったことから、栄養剤の種類や量、投与回数や方法の調整、および家族やヘルパーへの指導が必要となる。

■生活・介護上の検討課題

- ADLは入院前からほぼ全面的な介助を要し、家族の介護と訪問看護や訪問介護などのサービスを利用しての在宅療養ができていた。しかし、今回、人工呼吸器の装着に伴い、入院前以上に濃厚な介護が必要となるため、主介護者である妻の身体的・精神的負担が増大することが予測される。
- Hさん・家族とも、在宅療養を希望しているものの不安が強く、人工呼吸器を装着した療養生活を具体的にイメージするとともに、Hさん自身がその状況を理解し受け入れられるようなアプローチが重要となる。
- Hさんと家族の生活の質を保ち、在宅療養を継続するためのサポート体制を再構築することが必要になる。

●排泄、保清、移動
- 人工呼吸器を装着したことから、排泄、保清、移動などの日常生活の方法を検討する必要がある。

●コミュニケーション
- 気管切開に伴い言語的コミュニケーションが困難となり、ケア場面で本人の精神的ストレスが増強する可能性が高い。コミュニケーション方法の確立と、本人のストレス軽減のためのケアが必要である。

2）病棟における退院支援

自宅退院に向けたHさんと家族の思いを確認しながら、スムーズに退院支援が進んでいくよう担当看護師とほかに2人加え3人をHさんとの連絡窓口としました。また、指導やケアの内容（表8-2）に関しては、あらかじめ在宅医と相談し、在宅ケアを踏まえて進めていきました。指導は、主に妻に対して行い、必要な内容は娘、息子、姉にも行いました。

■医療上の検討課題に対して

●人工呼吸器の管理

まず主治医が在宅医と相談し、在宅用の人工呼吸器の選定を行いました（アチーバに決定）。機器の納入後、業者より基本的な取り扱い方法と管理について、家族への説明を行ってもらいました。また、病棟看護師から家族への指導内容については、事前に在宅医と打ち合わせを行い、①高圧・低圧アラームの理由と止め方（スイッチの場所）、②アラームへの対応方法についてのみ、指導することとしました（設定を自己判断で変更したりするケースが多いため、あえて扱い方は指導しない）。

訪問看護師やケアマネジャー、ヘルパー責任者に対しても、退院前に機器業者

表8-2　家族への指導項目

1. 人工呼吸器の管理方法
    - 取り扱い方法
    - 高圧・低圧アラームの理由と対応方法
2. 気管カニューレの管理
    - 気管切開部の手当て
    - 適当なカフエア量の確認
3. 吸引・排痰ケア
    - 口腔内、気管カニューレ
4. 用手式加圧バッグの使用方法
5. 口腔ケア
6. 固形化栄養の作成・注入方法
7. 排便介助・コントロール
8. 緊急時の対応方法

による説明会を開催しました。用手式加圧バッグの使用方法は、主治医から家族とヘルパーに指導を行いました。

● **気管カニューレ・気管切開部の管理**

気管カニューレの管理については、気管切開部は消毒せず周囲を拭き取ること、定期的な交換は在宅医が行うこととし、家族に対してはカフエアの確認方法を指導しました。また、気管カニューレは、在宅医と相談し、痰の流れ込みの少ないものに変更しました。

● **吸引**

口腔からの吸引は、入院前から低圧持続吸引器を使用していました。気管切開部からの吸引は、在宅用の吸引器をMSWが準備し、①その取り扱い方法、②吸引方法、③カテーテルの管理について、家族とヘルパー（患者との同意書を交わしたヘルパー5名）に対して、パンフレットを作成しチェックリストを用いて指導しました。

吸引のポイントとしては、圧をかけたまま気管内にカテーテルを入れ、痰が引ける音がしたところでしばらく留め、痰が引けたら吸引終了。気管の奥にまで決してカテーテルを入れないことなど、指導方法を統一しました。

また、在宅での吸引カテーテルの管理は、乾燥法（毎回水道水で洗浄し、洗濯バサミなどにつるして干して乾燥する）としました。呼吸リハビリテーションとスクウィージング、排痰方法は、理学療法士が家族に指導しました。

● **胃瘻・栄養管理**

唾液と水様痰の増加に対して、胃瘻からの注入の水分量とカロリーを減らすた

め、栄養剤を入院前に使用していた液体栄養剤から固形のものに変更してみることにしました。

　また、腹部膨満感の訴えがあるため投与回数を調整し、1日5回の分割投与となりました。栄養剤の種類については、寒天で固める方法や既製品を使用する方法、在宅成分栄養経管栄養法指導管理料で算定できるものなど、いくつかの選択肢がありますが、作製・注入の手間や経済的負担を考え、家族や在宅医と相談しながら調整しました。

■生活・介護上の検討課題に対して
●意思伝達方法の確立と日々のケア

　入院前より大阪難病医療情報センターが介入しており、意思伝達装置に関しては、すでに数カ月前より身体障害者手帳の等級変更の申請や日常生活用具給付の手続きなどは進んでいる状況でした。入院後、すぐに意思伝達装置の検討と設置を専門員に依頼しました。

　しかし、実際にHさんが意思伝達装置を使いこなし、日常のケア場面での病棟看護師とのやりとりがスムーズにいくようになるには、かなりの時間と双方の努力が必要でした。ポジショニングや吸引がうまくいかないことに対して、Hさんの不安や精神的ストレスは大きく、特に妻のいない夜間に頻回のナースコールがありました。

　できるだけHさんの意向に沿ったケアを行えるよう、入院前の意思疎通やポジショニングの方法を確認し、入院中・退院後のケア方法についてHさん・家族とともに話し合いながら進めました。安楽な体位（頭や四肢の位置など）を撮影しポイントを書き加えたものを病室の壁に貼り、スタッフ間のケアを統一することを目指しました。意思伝達装置が設置されるまでは、瞬きとわずかに動く口唇でサインを決め、文字盤を使用することにしました。また、訴えの多い内容（痰をとる、上を向く、横を向く、布団をはぐ・掛けるなど）をまとめ、頭上の壁に貼り、本人が瞼を上げたらこれらの項目について尋ねるよう工夫しました。また、LED（発光ダイオード）センサーを額に貼付し、額にしわを寄せるとセンサーが感知して音楽が鳴るという方法でナースコールとして対応しました。意思伝達装置（レッツ・チャットとオペレートナビEXを併用）が設置されてからも、入力スイッチの微妙な設定が必要であり、Hさんが操作に慣れるのにも時間がかかりました。しかし、文章化された会話が可能になり、徐々にではありましたが、Hさんの意向に沿ったケアが行えるようになり、病棟看護師との信頼関係も構築されていきました。

●保清方法
　陰部洗浄は、入院前と同様に毎日施行し、元々妻の手技も確立できていまし

た。入浴は、週1回特殊浴槽にて行いました。入浴中の呼吸状態を安定させることが重要であり、入院当初はジャクソンリースを使用し、その後はトラキオマスクを使用することで落ち着きました。また、口腔ケアは、本人の希望で、水を流す方法を妻に指導しました。

表8-3 退院支援・退院調整カンファレンスの概要

目的	1回目（入院17日目） 調整項目の確認、役割分担
①人工呼吸器の選定・使用方法	主治医が在宅医および家族と相談し、機種を選定。使用方法、アラームと緊急時の対処方法については病棟看護師が指導。
②気管カニューレの管理・吸引	気管カニューレ交換は主治医が担当。口腔・気管吸引の手技と清潔操作は病棟看護師が妻へ指導。
③呼吸・排痰法	病棟看護師・理学療法士が妻に指導。
④周辺機器	吸引器は購入（MSWが手配）。パルスオキシメーターは在宅医より貸し出す。用手式加圧バッグを購入してもらい、使用方法は主治医が指導。
⑤在宅環境整備	電源コンセントや居室の位置・広さを確認し、機器やベッドの設置位置について家族と相談していく。
⑥栄養管理	液体栄養剤注入後の腹部膨満感、唾液・痰量の増加あり、栄養剤の固形化を検討。
⑦意思伝達手段	
⑧清潔	入浴時の呼吸状態を観察し、吸引、酸素吸入、用手式加圧バッグ使用の必要性をアセスメントしていく。
⑨退院後のサービス調整	ケアマネジャー、MSW、退院調整看護師が本人・家族と相談しながら計画する。
⑩緊急時の対応	消防局へ救急搬送先の通達（主治医）

●排泄方法

　排尿は、尿意があり、入院前と同様に尿器を使用しました。排便は、人工呼吸器装着に伴いトイレへの移動が困難となり、当初安楽便器を使用しましたが、臀部の痛みを伴ったため、紙オムツを使用することにしました。また、栄養剤の調整

2回目（入院37日目）	3回目（入院45日目）
経過報告、退院に向けた最終調整、退院日の決定	**退院直前の状況報告・確認**
在宅用をレンタルで発注。取り扱い方法や管理については、機器業者より家族および訪問看護師、ヘルパーへの説明会を計画する。	在宅用の機器納入後、機器業者が説明会を実施。退院日の移送方法について機器業者、ケアマネジャーと調整。
退院後は在宅医が気管カニューレを定期的に交換する。吸引ができるヘルパーが5人決定し、病棟での指導の日程をケアマネジャーに調整してもらう。パンフレットを使用し指導を開始する。	夜間の吸引回数を減らすため、気管カニューレの種類を変更予定。妻は吸引の手技は確立。ヘルパーへの指導を継続。
指導継続している。	指導終了。
妻への指導はほぼ終了。他の家族員やヘルパーにも指導を行っていく。	吸引器、用手式加圧バッグ、吸引関連物品については準備終了。使用方法についても、指導を行った。
退院後はリビングにベッド設置。広さ、電源など問題なし。	退院前に機器業者との最終的な打ち合わせを行う。
栄養剤の固形化と減量により、腹部膨満感と唾液・痰量増加の問題は解決。出費を抑えたい家族の意向や介護負担を考慮し、栄養剤の種類を検討し、ヘルパーにも作製方法や注入の手技を指導。	栄養剤が決定し、家族・ヘルパーへの指導を継続中。
額センサーがナースコールの役割を果たせており、退院後も使用継続予定。オペレートナビはわずかに動く指を使用し、入力スイッチは圧感知センサーを利用。	オペレートナビを使用できているが、意思伝達には時間がかかるため、本人のストレスは持続中。
口腔の低圧持続吸引と用手式加圧バッグを使用しながら入浴し、呼吸状態は安定。今後、酸素トラキオマスクを試行する予定。	酸素トラキオマスクを使用し呼吸状態安定。退院後は訪問入浴サービス利用を予定。
実際の療養生活をイメージしてもらいながら、必要なサービス、時間などを相談していく。	妻の希望、利用できる社会資源をすり合わせ、ケアプランがほぼ決定。
当院救急搬送時に備え、電子カルテ記載。	

に伴い、下痢と便秘を繰り返しましたが、最終的には酸化マグネシウムの使用でコントロールできました。

● **睡眠**

夜間は妻の付き添いがないため不安が強く、不眠傾向にありました。特にポジショニングと吸引に関するナースコールが頻回であったことから、上記のケアを行うとともに、主治医と相談し、睡眠薬を調整しました。

● **移動**

退院後も外出を希望され、人工呼吸器搭載仕様の車いすを準備することになりました。入院中に採寸し、身体障害者手帳での給付がされるようMSWが調整しました。

● **具体的な生活イメージの共有**

妻にはなるべく日中の数時間付き添ってもらい、身体的・精神的疲労を考慮しつつ、退院後の生活をイメージしながら必要な介護技術が習得できるよう指導をしました。また、ある程度身体面の調整ができた時点で、院内外泊を試みました。また、これまでの療養生活や家族関係、不安の内容についての情報を得るとともに、退院後に利用できる社会資源について情報提供し、Hさんと家族がどのように過ごしたいかを考えられるよう、かかわりました。

第三段階　地域や社会資源との連携・調整

1）退院前カンファレンス

まず入院12日目に、主治医、在宅医、病棟看護師によるプレカンファレンス（院内カンファレンス）を行い、退院に向けて調整の必要な課題を整理し、退院支援カンファレンスのたたき台となるチェックリストを作成しました。その後、退院までに、家族や他機関・他職種を含めた退院支援・退院調整カンファレンスを計3回、計画的に開催しました（表8-3）。

入院前から、療養支援にかかわっていた機関もありましたが、人工呼吸器装着に伴い、改めて在宅支援チームを再結成する必要がありました。出席者は、病院側（主治医、病棟看護師、退院調整看護師、MSW）と、退院後にかかわる地域の在宅ケア関係機関（在宅医、難病医療情報センター専門員、保健所保健師、ケアマネジャー、訪問看護師、ヘルパー責任者）、および、家族（妻、姉）です。

● **1回目（入院17日目）**

顔合わせを行い、退院に向けた調整内容を確認し合いました。内容は、主に人

工呼吸器装着に伴う機器や周辺機器の準備、管理方法、在宅環境の整備などです。病院側から現在のHさんの病状について説明したうえで、入院中の調整内容と退院後に必要なことを洗い出し、それぞれの職種の役割分担を行いました。

● 2回目（入院37日目）

　病院側と地域の機関が退院調整の経過報告をし合いました。家族への指導や周辺機器の調達はすでにほぼ完了しており、ヘルパーへの指導やケアプランなどの最終的な調整を行い、退院日を決定しました。

● 3回目（入院45日目）

　退院直前の状況について情報交換を行い、退院日の移送手段などについて調整しました。また、緊急時のバッグベッド、家族のレスパイトケアのための入院施設として当院を利用していくことを関係者間で確認しました。

2）在宅医療体制の構築

　人工呼吸器を装着したHさんとの生活について、「どうなるのかよくわからない。イメージできない」と話していた妻は、病棟看護師とともに日々のケアを行うことにより、一つひとつの介護技術や医療処置を習得することはできました。しかし、24時間365日必要な介護に対して、妻自身がどのくらいできるのか、誰にどのように支援してもらいたいのかは、なかなか考えがまとまらないようでした。また、「慣れていない他人よりも、妻に介護してもらいたい」というHさんの思いも、妻は十分理解していました。

　「誰が、どのくらいの時間来てくれるんですか？」という妻の質問に対しては、制度上は利用できる滞在型または1日複数回の訪問看護は、マンパワーの問題で居住区域内の訪問看護ステーションが対応することが難しいのが現状であること、吸引ができるヘルパーを十分な人数確保することは難しいことなどを説明し、理解してもらいました。そのうえで、病棟看護師から退院後に必要と思われる医療や介護の内容・時間などを提示し、Hさん・家族の希望と照らし合わせました。Hさんからは、できるだけ慣れた人に介護してほしいこと、妻からは、日中にサービスを最大限利用し休息や外出の時間を確保したいこと、夜間は家族のみで介護することの希望が出されました。そこで、ケアマネジャー、MSW、退院調整看護師にて計画・調整を行いました。

　Hさん・家族の意向とすり合わせ、最終的には、訪問診療（週1回）、訪問看護（訪問看護ステーション2事業所、週6日、1時間ずつ）、訪問介護（1事業所、吸引が可能なヘルパー5人が対応、毎日3.5時間）、訪問入浴（週1回）、訪問リハビリテーションを利用することになりました。訪問看護では、全身状態の観察、呼吸リハビリテーション、人工呼吸器の管理、気管切開部や胃瘻のケア、保清など、訪

表8-4 退院前の目標と支援・退院後の支援（医療上の検討課題）

	退院までに目指す状態	実施する治療・ケア（支援）	退院後の支援
医療上の検討課題	**人工呼吸器の管理** ①機器の選定・在宅環境の確認 ②家族が管理方法を理解・習得 ③緊急時の対応方法の決定、家族への指導 ④周辺機器（吸引器、パルスオキシメーター、用手式加圧バッグ）の手配および家族が使用方法の習得 ⑤在宅療養に必要な医療器材・衛生材料の準備、供給方法の確認 **気管カニューレの管理・吸引** ①家族およびヘルパーが口腔・気管吸引の手技、清潔操作、カテーテル管理、排痰方法を習得 ②スムーズな排痰、唾液・痰の減量 **栄養管理** ①栄養剤の固形化の導入 ②家族とヘルパーが手技を習得	●**主治医** ・在宅医・家族と相談し機種の選定、機器業者との連絡調整 ・用手式加圧バッグの使用方法の指導 ・在宅医との連携 ●**在宅医** ・人工呼吸器の機種、気管カニューレの検討 ●**病棟看護師** ・人工呼吸器のアラームや緊急時の対処方法を家族に指導 ・在宅環境の確認（機器・ベッドの設置場所、電気容量、電源コンセントなど） ・家族およびヘルパーへの気管カニューレの管理・吸引方法の指導 ・栄養剤の種類・量、投与方法の調整と、家族への指導 ・医療器材・衛生材料の準備 ●**PT** ・スクイージング、排痰法の訓練、家族への指導 ●**MSW** ・全体の支援の流れの把握と調整 ・訪問看護ステーションとの連絡・調整 ・吸引器などの手配 ●**ケアマネジャー** ・吸引などの処置ができるヘルパーの手配、指導日程の調整	●**在宅医** ・定期的（週1回）に訪問診療を行い、身体的状態のチェックを行う。また、人工呼吸器、胃瘻の指導・管理を行い、緊急時の対応の窓口となる。 ●**訪問看護師** ・訪問看護ステーション2事業所が、週6日1時間ずつ訪問し、全身状態の観察、呼吸リハビリテーション、人工呼吸器の管理、気管切開部や胃瘻のケア、保清などを行う。 ●**ヘルパー** ・吸引のできるヘルパー5名が毎日交替で訪問し（3.5時間）、保清、吸引などを行う。 ●**PT** ・訪問リハビリテーションにて、呼吸リハビリテーション、拘縮予防を行う。

表8-5 退院前の目標と支援・退院後の支援（生活・介護上の検討課題）

	退院までに目指す状態	実施する治療・ケア（支援）	退院後の支援
生活・介護上の検討課題	**排泄** ①排便方法の確立と排便コントロール ②排尿方法の確立 **清潔** ①安定した呼吸状態での入浴方法の確立 **睡眠** ①睡眠の確保 **移動** ①屋内外での移動方法の確立 **意思伝達方法** ①スムーズな意思伝達方法の確立 **介護体制** ①本人・家族の生活の質を保ち、在宅療養を継続するためのサポート体制の構築	●**主治医** ・良好な睡眠状態・排便コントロールに向けた薬剤の処方・調整 ●**病棟看護師** ・排便コントロールと家族への指導 ・入浴中の呼吸状態を安定させるための方法を検討 ・意思伝達装置のスムーズな使用に向けたケア ●**MSW** ・人工呼吸器搭載仕様の車いすの手配など ●**難病センター** ・意思伝達装置の検討、設置、調整 ●**ケアマネジャー** ・家族と相談し、ケアプランの作成・調整	●**在宅医** ・全身状態を把握し、緩下薬や睡眠薬などの調節を行う。 ●**訪問看護師** ・訪問看護師が、身体的状態や排泄パターンをアセスメントし、排便処置などを行う。 ・訪問入浴（週1回）。 ●**ヘルパー** ・保清援助 ・外出支援 ・レッツ・チャットとオペレートナビの併用

問介護では、保清、吸引などを行うことになりました（表8-4・5）。

3）退院前の準備・最終調整

　退院日までに、在宅療養において必要な医療器材、衛生材料の準備と供給体制の確認を行う必要があります。退院後、人工呼吸療法や経管栄養に伴う物品は、医療保険における「在宅療養指導管理料」などに基づいて医療機関から供給するものがあります。退院時には、管理料を請求する場合、在宅医から供給されるまでの期間に必要な量の物品を準備しました。

　退院日が決定した後に、人工呼吸器機器業者、ケアマネジャーと移送方法について話し合いました。①ストレッチャー用の介護タクシーにて機器業者が同行すること、②自宅で訪問看護師が待機し対応すること、③退院日に在宅医が訪問することを決めておき、入院から55日目に無事退院されました。

4）退院後のフォロー

　退院から3カ月後、病棟看護師3名と退院調整看護師で退院後訪問を行いました。Hさんは、日当たりのよいリビングで、入院時の険しい表情とはうって変わった穏やかな表情で過ごしており、訪問した看護師の名前とメッセージをパソコンの画面に書いてくれました。また、妻も明るく元気な様子で「特に問題なく介護ができている」と話されました。

まとめ

■本事例の退院支援・退院調整の評価

　Hさんは、入院前からほぼ全面的な介助を要し、複数のサービスを利用しながら療養生活を送っていましたが、今回の気管切開および人工呼吸器装着により、さらに医療ニーズ・介護ニーズが高まりました。そこで、まずはHさんの身体的状態を整えながら、できるだけ身体的・精神的ストレスを軽減し、併せて家族の介護・経済的負担が最小限になるよう、痰の吸引回数を減らし、胃瘻管理が簡便になるようにするなどのケアを進めました。また、家族以外の多職種ともスムーズに意思疎通が図れるよう、在宅医や難病医療情報センターの協力を得ながら意思伝達手段を工夫しました。そして、在宅療養におけるHさん・家族のQOLが維持できるよう人的・物的環境を整えていきました。

　本事例では、入院早期に在宅への移行が決定していたため、早い時期から院内外の多職種や家族も含めたカンファレンスを計画的に開催し、退院に向けて準備を進めることができました。妻は、当初、「どんな生活になるのかイメージできない」という不安が強かったのですが、介護技術を習得し、退院に向けた課題にともに取り組む中で、「人工呼吸器が付いただけで、他は入院前とそんなに変わらない。やってみるしかないね」という前向きな発言が聞かれるようになりました。

■神経難病患者の退院支援患者・退院調整のポイント

　神経難病患者の退院支援では、退院後の療養生活が長期にわたることが予測されるため、社会的背景を十分理解したうえで、本人・家族の意思を尊重しケアへの参加を促していくこと、そして関係職種・機関と連携をとりながら計画的に進めることが必要であると考えます。

参考文献

1) 社団法人日本看護協会：人工呼吸器装着中の在宅ALS患者の療養支援訪問看護従事者マニュアル，社団法人日本看護協会，2004.
2) 角田直枝編：スキルアップのための在宅看護マニュアル，学習研究社，2005.

Comment

　ALS患者は進行する病状と向き合い、ADL低下のみならず、呼吸機能・嚥下機能を失うという過酷な状況の中で、「どこまでの医療を受け、生きるか」を決定する必要に迫られます。Hさんも診断を受け、症状の進行とともに訪問看護を受けながら在宅療養をしていました。人工呼吸器装着での在宅療養という方向決定がなされた時点で、退院調整看護師は、病棟看護師と協働し、訪問看護師やケアマネジャーと連絡を取り、在宅での情報収集を行いました。病院では見えない患者や家族の状況・家屋状況、そして在宅サービスとして「退院調整に何を望むか」という点を早期に確認し連携することが、本事例のような医療依存度の高い退院調整では不可欠です。

　Hさんは入院前から要介護5で、生活・介護上の課題に大きな変化はありません。医療上の検討課題に焦点を当て準備・調整に入ります。ここでも「在宅医」と病院主治医が、呼吸器の選定や家族への指導内容を相談しながら動いています。病院という24時間体制の場面から、在宅に医療を移行するときは、在宅医・訪問看護師との打ち合わせを行いながら調整することが重要なポイントです。本事例では3回のカンファレンスを開催しています。カンファレンスの目的を明確にし、次回開催までのタイムキーパー役を退院調整看護師が担い、退院調整を進めています。

　人工呼吸器装着での在宅療養は、患者・家族のみならず病院スタッフもイメージしにくく、早期に在宅ケア関係のメンバーが退院調整チームに参加することが効果的に支援するコツです。病棟看護師が退院後訪問に出かけ、患者の表情を見ることができ、看護の醍醐味を味わえたことでしょう。

（宇都宮宏子）

第2章 疾患別 退院支援・退院調整の事例

9 神経難病患者への退院支援・退院調整-2

認知症・糖尿病を伴うALS患者

京都大学医学部附属病院　看護部管理室（前神経内科病棟）
●松野 友美

key words　筋萎縮性側索硬化症、難病、認知症、糖尿病、胃瘻管理、経口食摂取介助

事例概要　Iさん　68歳　男性

- **疾患名：** 筋萎縮性側索硬化症（ALS）、糖尿病、高血圧
- **現病歴：** 3年前に構音障害が出現し近医を受診するが、なかなか診断がつかないまま徐々に進行を認めたため当院を受診。翌年（2年前）に精査目的で入院、前頭葉型認知症を伴うALSと診断される。退院後も認知の悪化と立位困難や転倒を認め、1年前に外傷性気胸に対するドレナージ目的で再入院。再入院中に嚥下障害の悪化も認め、精査後胃瘻造設術目的にて今回の入院となる。
- **生活状況：**
  - 家族：理髪店を経営する妻と二人暮らし。キーパーソンは妻。長男夫婦も近隣で別の理髪店を経営。次男夫婦は遠方在住であるが、介護のため時々帰郷。
  - 住環境：入院前に自宅改修を行い、手すりやバリアフリー完備。電動ベッド、尿器、シャワーチェア、車いすも設置済み。食事は妻が調理し、介助にて摂取。意思の疎通は筆談とジェスチャーにより行っていた。
- **利用している社会資源：**
  介護保険（要介護4）、身障者手帳・音声言語（3級）肢体不自由（1級）、特定疾病治療研究事業
- **サービス利用状況：** なし

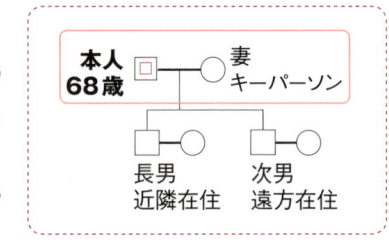

当科は、神経疾患の精査・治療目的での入院を主としています。いまだ原因不明の神経難病が多いのが現状ですが、疾患の解明と治療はめざましい発展を遂げています。当科の患者は認知障害やADL低下のため看護必要度が高いことが特徴ですが、入院当初より退院を視野に入れた支援介入が必要とされ、病棟看護師は、医師・薬剤師・栄養士・言語療法士（ST）・理学療法士（PT）・作業療法士（OT）・ソーシャルワーカー（SW）・ケアマネジャーなどの他職種や退院調整看護師と連携を図り、患者・家族にも幅広い情報の提供を心がけています。

第一段階　退院が必要な患者のスクリーニング

Pポイント

筋萎縮性側索硬化症（以下、ALS）は進行に伴い筋力の低下を認めるためADLが低下しやすく、在宅での家族の介護力が必要となります。そのため、入院時という患者・家族から在宅状況を確認しやすい機会に、ある程度の情報を得ることが重要です。当病棟では、受け持ち看護師が、コミュニケーションシート（スクリーニングシート）を活用して入院前の様子や疾患の理解、患者・家族の思いなどの情報を取っています。

1）情報収集

■介護サービスの利用状況

起き上がりができるので、自宅では部屋の中を一人で動き、そのため転倒することが多かったようです。デイサービスに見学に行ったこともありましたが、Ｉさんが拒否したため導入を見送り、人的サービスも利用せず、妻や息子夫婦の介護で自宅療養を行っていました。しかし、入浴は全介助のため家庭の浴室では介助が難しく、家人は負担を感じていました。

■医療と生活・介護に関する状況

● ALS

医師からは、病気が進行性であること、筋肉が弱ってくると呼吸筋も弱くなってくること、さらに誤嚥・窒息の可能性についても説明を受けていました。構音障害が強く、用事があるときは何かを叩いて家人を呼び、コミュニケーションは筆談とジェスチャーで行っていました。嚥下機能の低下はありましたが、呼吸状態は安定していました。人工呼吸器の装着については、家族は希望されませんでした。

● 認知症

認知症も進行しており、転倒のリスクが高く、対策としてベッド柵の設置や離床

センサーを使用しました。また、嚥下機能が低下し、食事中にムセがあってもそのまま食べ続けてしまうことがあるので、看護師による介助、もしくは家族介助時見守りを行うこととしました。

● **インスリン投与**

妻が血糖測定・インスリン注射の準備を行い、自己穿刺を行っていました。インスリンは徐々に減量後中止となり、内服によるコントロールを行っていましたが、今回胃瘻造設に伴い、再度インスリン注射が必要となりました。しかし、Ｉさんの認知症は進行しており、退院後の血糖測定とインスリン注射は妻の管理で行う必要がありました。

● **高血圧**

血圧は内服治療でコントロールができていました。

● **経口食と胃瘻**

食事は妻が粥と軟らかいおかずを調理していましたが、嚥下機能の低下により食事摂取が不十分となり、発症してから21kgの体重減少を認めました。しかし、Ｉさんの経口摂取に対する意欲が強く、胃瘻造設後もしばらくは経口と胃瘻を併用して様子をみることになっていましたが、食事の調理と経口摂取介助に対する妻の不安があり、前回の入院時に栄養士による指導を行いました。妻に、軟らかい食材の表を手渡したうえ、詳しい調理方法を説明し、退院後は何とか経口摂取ができていましたが、今回の入院では、胃瘻管理の他に嚥下機能の低下が進行しているため、再度調理方法の工夫と、嚥下を促しながらの経口摂取介助の指導が必要でした。

■患者・家族の思い

Ｉさんについて家族は、「胃瘻造設を胃がんの手術と勘違いしている。ALSについては治らないものであると説明しても、どこまで理解できているのか不明」とのことでした。妻は疾患については進行性球麻痺と説明を受けていましたが、ALSという疾患名は聞いたことがある程度で、特に情報はもっていないとのことでした。胃瘻造設もイメージできていない様子で、入院時に「口から食べることができていたので、胃瘻造設はまだ早いのでは」との発言もみられました。

2）スクリーニングの結果

入院時スクリーニングシート（図9-1）を用いての評価の結果、問題点として①ADL・IADL低下の可能性、②認知障害、③退院後の栄養管理、④糖尿病のコントロール、⑤介護に対する家族の負担、が挙げられました。そこで主治医と相談のうえ、①在宅介護・療養体制の調整、②新たなサービスの導入を目的に、地域

9 神経難病患者への退院支援・退院調整-2

入院時スクリーニングシート					
氏名 Iさん　　（68　歳）男・女 疾患名：ALS、糖尿病、高血圧、認知症		入院時 4月 9日	1w後 4月 16日		コメント記載欄 4月 24日 (地域ネット依頼・ケアマネジャー へ連絡日・退院予定日など記入)
A.入院目的からの予測 →在宅療養上に問題があったか？ 　疾患の経過において調整する必要が 　あるか？		項目チェック			
1.内服管理に問題があった					4月10日 ・胃瘻造設
2.栄養管理（経管栄養、IVH導入）・気 管切開・人工呼吸器導入などの医療 処置開始			○	○	
3.ADL低下を伴う緊急入院（脳梗塞・ 神経疾患）					
4.在宅介護・療養体制調整目的の入院		○	○	○	
5.(放射線科) 末期癌で転院先が未定・ 在宅ホスピスまたはホスピスを希望					
6.入院前と比べ、今回の退院後にADL ・IADL低下が予測される		○	○	○	
B.セルフケア能力・介護力評価 《入院時に付き添い家族から情報収 集し、共有場面をもつ》					
1.独居・高齢夫婦（介護者が75歳以 上）世帯					4月9日 ・地域ネットワーク医療部に退院支援依頼 　を行う
2.同居家族はいるが介護力が低い、ま たは介護の意志がない					4月10日
3.認知障害がある		○	○	○	・ケアマネジャーに在宅の様子を確認
4.入院前の生活でADL・IADLに何らか のサポートが必要であった、または退 院後サポートが必要と考えられる		○	○	○	4月21日 ・○○病院への紹介（退院後のフォロー先） ・地域ネットワーク医療部退院調整看護師
5.精査・治療後、新たなサービスを導 入し在宅へ戻る予定		○	○	○	との面談（患者・家族） ・5月1日退院予定
6.転院（フォロー）先が決まっていない		○	○		
評価者サイン		松野	松野	松野	
公的サポート:介護保険申請（有・未）、介護度（　要介護4　）、身障者（ 4 ）級、 ケアマネジャー連絡先（０７５－○○○○－○○○○　　　　）					
退院指導の必要（有・無）〔栄養師・薬剤師・リハビリ師・Ns〕 地域ネットワークへの依頼（有・無）〔依頼日：　4/9　〕					

＊退院支援の必要性について(看護計画の立案を考慮)
・Aに１つでもチェックがあり、Bからもサポートの必要性があると判断した場合、退院指導・教育を進め
　ながらサポートの必要性を検討。
・Bのみにチェックがある場合、介護体制等の調整が必要か検討する。

図9-1　スクリーニングシート　　　　　　　　　　　　　　　　（京都大学医学部附属病院神経内科）

ポイント

ネットワーク医療部（以下、医療部）に依頼を出しました。

ALSの進行や胃瘻造設など、退院時には入院前とは違う状況が想定されます。新たな問題への対応や必要なサービスの導入など、限られた入院期間の中で行うべきことは多く、在宅に向けての看護に患者や家族の意向を反映させ、イメージをもってもらうためには、入院時より疾患に対する理解やさまざまな思いをよく聴き、多くの情報を得たうえでスクリーニングを行うことが大切です。

第二段階　医療・ケア継続のための看護介入とチーム・アプローチ

外来受診の段階でALSについてインフォームド・コンセントが行われていても、どのように進行していくのかがよくイメージできていない場合があります。そのため、入院時には主治医から外来での様子を聞いたうえで、どこまで理解できているのかを確認し、希望があればALSに関するビデオの貸し出しや冊子を用い

支援の体制

京都大学医学部附属病院神経内科病棟看護チームにおける退院支援

■ **入院時スクリーニングシートによる評価**

当科では、以前は入院時のみスクリーニングにシートを用いて評価を行い、地域ネットワーク医療部に依頼を出していた。しかし、新人看護師を含め皆同じレベルで在宅状況の評価を行い、退院までに在宅環境を整えることを目的に、地域ネットワーク医療部に相談しながら内容を見直し、現在の形（図9-1）に変更した。まず入院日に担当看護師がチェックを入れ、理由をコメント欄に記入、1週間後の評価日も記入してチームのファイルに綴じる。ファイルは毎日日勤時に目を通し、チームで評価を行う。シート裏の「退院前チェックリスト」で"在宅調整の必要あり"と判断されれば項目に沿って情報収集を進め、看護計画を立案して介入を開始する。入院前からケアマネジャーが決定しており、患者・家族との連携ができている場合や家族のサポート力が十分な場合は、受け持ち看護師が中心となり調整を行っていく。

■ **他職種との連携による介入の開始**

スクリーニングの後も受け持ち看護師を中心に何度か患者・家族から話を聞き、看護チームで情報を共有し看護の展開をしていくが、患者中心のチーム医療を提供するためには他職種との協力体制が必要となる。当科では、週1回合同の「神経内科カンファレンス」や、退院調整の必要に応じて「初回カンファレンス」「退院前カンファレンス」を行い、家族に参加してもらうこともある。カンファレンスは記録だけでは伝わらない部分や、それぞれの専門的観点を踏まえた意見の交換の場となり、幅広い視点から見た情報の提供により看護面での問題解決につながることも多い。患者・家族の思いが理解しやすくなり、カンファレンスでの内容を基に看護計画の見直しや展開も行っている。

ての説明を行います。すぐにはALSであることを受け入れられないケースも多いのですが、進行性の疾患であり、これから起こり得る症状に対しどう準備していけばよいのかを患者・家族の反応を見ながら話を進めていきます。①治療、②症状に対する入院中のケア、③在宅ケア、④保険制度・福祉制度、⑤日本ALS協会の紹介などが主な内容ですが、イメージがつけば具体的な質問が出ることが多く、セルフケアに関しても細かな指導が行えます。

1）院内スタッフカンファレンス

医療部に依頼を出し、病棟医長・主治医・看護師長・担当チーム看護師・退院調整看護師・ソーシャルワーカーにより、以下の項目について話し合いました。

■医療面の検討課題
・ALSに伴う呼吸状態悪化時の対応
・家族のインスリン注射手技の確立状況
・胃瘻造設に対する家族の受け止め

■生活面の検討課題
・入院前より支援を受けるための各種制度の手続きを行っていたため、入院後変化はない。
・ケアマネジャーは決定しており、住宅改修やベッドなど福祉用具の利用は行っているが、人的サービスは利用していない。
・妻は精査終了後に一度退院することを了承したが、一人で介護を行うことに不安を感じていた。

■インフォームド・コンセント
入院当日、主治医・担当医・病棟看護師・退院調整看護師より、妻と息子に対してインフォームド・コンセントを行いました。認知症を伴うALSであるため胃瘻の自己抜去の危険性があることや、ALSは進行性の疾患であり、今後人工呼吸器の装着をどうするのかということについて確認しましたが、家族は迷った結果、認知症が進行する前に胃瘻造設を希望し、人工呼吸器については希望されませんでした。

2）病棟における退院支援

■家族へのかかわり
目標を共有するため①ALS、胃瘻造設についてのイメージをもってもらい、②

妻が今後医療を選択できるように介入を開始することとなりました。(表9-1)

■入院中の処置・ケア
●胃瘻造設
　胃瘻造設術後5日目までは絶飲食でしたが、皮膚発赤・腫脹・出血なく経過。
　6日目より経管栄養開始となり、血糖と腹部・排便状況を確認しながら、徐々に注入を増量していきました。

●嚥下リハビリテーション
　入院2日目より構音・嚥下機能の評価・訓練を開始。

●経口食摂取介助
　ベッド上ギャッチアップ60度座位で、毎食介助にてペースト食・全粥1,600kcalを摂取。胃瘻造設6日目から3分粥で食事を再開しましたが、舌運動がほとんど見られず口腔内残留を認め、嚥下を促しましたが送り込みも困難な状態でした。水分が多いとムセを認めたため、トロミ剤を使用したり、ペースト状の食塊を舌の奥に置き舌反射で嚥下を誘う方法をとりました。妻の介助時には口に入れる量が多く、ムセとともに吐き出しも認めたため、体位についての指導も行いました。そのほか、退院後の胃瘻の使用頻度や内容・量により経口摂取すべき食事内容が変わるため、血糖値・インスリン投与量やSTによる評価を考慮しながら食事調整を行いました。

●血糖コントロール
　入院中は食事摂取量によるインスリンのスケール投与を行っており、少量のインスリンでコントロールができていました。

■在宅療養への準備（家族への指導）
●経口食
　妻より「家に帰ってからのことは、やってみないとイメージがわかない」との発言がありました。そのため栄養士に相談し、①ペースト食をつくるため、フードプロセッサーを購入、②妻の希望もあり、朝・夕を経口摂取とする、③ご飯の量を計測し、一定量を保つ、④栄養管理室より1食分の食材の適正量と現行献立を渡すなどの説明を行う、などの対応をしました。また、妻に実際にペースト食を何種類か作ってきてもらい、栄養士よりミキサーのかけ方や水分の調整などについて具体的に説明を受けてもらった結果、退院後のイメージがわいて「少し安心した」とのことでした。摂取介助についてはSTに介入してもらい、①食べ物を舌の奥に置く（舌反射で嚥下を誘う）方法の選択、②トロミ剤と介助用食器「らくらくゴックン®」の使用、③食事摂取時の体位、などについて説明を行いました。

9 神経難病患者への退院支援・退院調整-2

表9-1 退院前の目標と支援

	退院までに目指す状態	実施する治療・ケア
医療上の検討課題	血糖コントロール	・糖尿病栄養内科受診 　インスリン量の調整、内服薬への変更検討、栄養剤の選択 ・かかりつけ医・訪問看護師との連携をとる。 ・栄養士より家族へ糖尿病食について指導する。 ・看護師より家族へインスリン投与手技について指導する。
	ALSに対する患者・家族の意向に沿った対応	・現在の病状、これから起こり得る症状を再度説明し、家族に気管切開・人工呼吸療法などの対処法について決めてもらう。 ・かかりつけ医・訪問看護師との連携をとる。
	胃瘻造設後のフォロー	・入院中は当院消化器内科でフォローする。 ・退院後はかかりつけ医にて胃瘻チューブの交換が可能か確認する。
生活・介護上の検討課題	栄養管理	・栄養管理室より家族へのペースト食調理方法の説明を行い、フードプロセッサーを購入してもらう。 ・1食分の食材の適正量の説明を行う。現行献立を渡す。 ・家と病院では嗜好の違いがないか確認する。
	誤嚥予防	・嚥下機能の評価・訓練開始後の様子をみて食事形態を検討する。 ・ST・看護師より家族への安全な経口摂取介助を指導する。
	胃瘻に関する家族への指導	・訪問看護師との連携をとる。 ・看護師より経管栄養手技の指導と胃瘻スキンケアのポイントを指導する。 ・胃瘻注入時間について検討する。
	転倒リスクの軽減	・在宅状況を再確認（ベッドの高さ、ベッド柵の使用、車いすの使用、床面、手すりの位置、部屋や廊下の広さ、夜間の照明、夜間の家族の就寝場所など）する。
	有効なコミュニケーション	・本人が望むコミュニケーション方法を確認する。 ・相手の言葉の理解力・自分の意思の伝達力をアセスメントする。 ・どのようなコミュニケーション方法が適しているのかを判断する。
	セルフケア不足への対応	・家族への摂食・入浴・更衣・排泄などに関する入院後の状況変化の説明と介助方法の指導をする。 ・昼の経口食介助はヘルパーに依頼する。
	家族の不安の緩和	・家族が患者の現在の病状、これから起こり得る変化と必要な援助について、どのように理解しているのかを確認する。 ・不安の原因を説明できるよう援助する。 ・家族が望んでいる援助活動を確認する。 ・家族間の協力がどこまで得られるのかを確認する。 ・使用できるサービスについて説明をする。 ・ケアマネジャーとの連携をとる。

●胃瘻管理

妻より「昼に経管注入を行いたい」との希望があり、①経管栄養剤の選択、②経管栄養剤の注入、③薬の注入、④注入時の体位、⑤口腔ケア、⑥刺入部のスキンケア、⑦カテーテルの取り扱いと注意点、⑧消化器症状出現時の対処、⑨入浴、⑩必要物品の購入について説明を行いました。

●インスリン投与

妻が仕事（理髪店経営）をしており多忙なため、退院後は日によって食事の時間や量がばらつく可能性があり、在宅管理に向けて血糖値の上がりにくい経管栄養剤なども考慮する必要がありました。何度か糖尿病内科の医師に相談しながら、①妻の管理で朝・夕食後インスリンをスケール注射（食事量に対し）、②インスリン注射の手技、③血糖コントロールはかかりつけ医と連絡し、退院後はフォローしてもらうこと、などを説明しました。また、妻が投与困難な場合も考え、息子夫婦にもインスリン投与手技について説明を行いました。

●その他

保清時はシャワーチェア使用、排泄は尿器使用、コミュニケーションは筆談と手での合図、などの確認を行いました。

第三段階　地域や社会資源との連携・調整

1）地域ネットワーク医療部による医療・介護サービスの導入

Ｉさんの担当ケアマネジャーは決まっており、信頼関係ができている状況でした。入院前に住宅改修工事も済んでいたため、医療部からは、①かかりつけ医に連絡し糖尿病と胃瘻の管理を依頼、ケアマネジャーを通じて、②訪問看護ステーションの看護師に昼の胃瘻注入後の見守りをヘルパーに依頼、③ヘルパーに胃瘻注入時間について説明、など退院後のサービスの連絡・調整を依頼してもらいました。

2）退院前カンファレンス

妻、ケアマネジャー、訪問看護ステーション所長、保健師、ソーシャルワーカー、主治医、看護師が参加し、胃瘻管理・インスリン・内服薬処方・訪問診療・緊急時の対応・食事・保清・排泄・コミュニケーションなどについての確認を行いました。また、妻より「経管栄養接続後の見守りはヘルパーに依頼したい」との希望がありましたが、経管注入介助についてはヘルパーの利用が困難なこともあ

り、退院後に訪問看護師より、①昼の経口食介助をヘルパーに指導する、②妻に朝夕の寒天注入試行指導を行うことについて話し合いを行いました（表9-2）。

表9-2 退院後の支援（退院前カンファレンスの結果）

	検討項目	検討結果
医療上の検討課題	**糖尿病** ①糖尿病の管理 ②家族によるインスリンのスケール注射	・かかりつけ医による訪問診療（週1回）。 ・血糖値の上がりにくい経管栄養剤を選択する。 ・経口食摂取量に対するスケール注射を実施する。
	ALSの管理	・当院神経内科外来でフォローする。
	胃瘻の管理	・カテーテルの交換はかかりつけ医に依頼する。
生活・介護上の検討課題	**栄養管理**	・ご飯の量を計測し、一定量を保つ。 ・家族に朝夕の寒天注入試行指導を行う。
	嚥下障害	・ベッド上ギャッチアップ座位にて食事摂取を行う。 ・ペースト食の経口摂取と経管栄養を併用する。 ・フードプロセッサーを購入する。 ・トロミ剤とらくらくゴックン®を使用する。 ・舌反射で嚥下を誘う方法での食事介助を行う。 ・昼の経口食介助をヘルパーに指導する。
	胃瘻	・朝・夕は経管栄養を行う。 ・訪問看護以外の日は、家族により胃瘻周囲のガーゼ交換を行う。
	転倒リスク	・ベッド柵を使用する。 ・夜間照明を点灯する。
	構音障害	・イエス・ノーで答えられる質問をし、必要時は筆談を行う。
	セルフケア不足	・マウスケア介助：口内清拭にトゥースエッテ®・ネオステリングリーン®を使用する。 ・入浴介助：訪問看護による入浴・清拭は週1回行う。 ・保清時はシャワーチェアーを使用する。 ・排泄介助：排尿は尿器を使用、排便は車いすにてトイレ移動する。 ・昼の経口食介助はヘルパーに依頼する。
	介助に対する家族の不安	・経管栄養の手技や経口食の調理方法などを指導する。 ・インスリン注射手技を指導する。 ・ケアマネジャーとの連携をとる。 ・緊急時の対応について説明する。

経口食介助については、受け持ち看護師より訪問看護師に食べ物を舌の奥に置く（舌反射で嚥下を誘う）方法とタイミング、食形態（ペースト食、トロミ剤の使用）、使用用具（スプーン、らくらくゴックン®）、食事摂取時の体位、嗜好、誤嚥時の対応などについて説明し、ヘルパーには訪問看護師より指導してもらうことになりました。

訪問看護は入浴・清拭・排便調整を各週1回、胃瘻・糖尿病の管理に関しては訪問診療を週1回行ってもらうことなり、入院から23日目に退院となりました。

3）退院後の様子

日中はテレビを見て過ごすことが多く、食事は妻の管理で朝夕に経管栄養注入（寒天注入）を行っています。昼は経口より全量摂取できているとのことで、いずれヘルパーに介助を依頼する予定です。インスリンも固定注射で血糖コントロールができており、排便もスムーズです。胃瘻は周囲が潰瘍状になっているとのことですが、訪問診療で処置指導を受けており、ALSは当院でフォローアップ中です。

まとめ

■本事例の退院支援・退院調整の評価

当科の在院日数は年々短縮傾向にありますが、それは入院時スクリーニングシートの活用により退院調整に関する評価基準が明確になり、介入判断がしやすくなったことと、他職種との連携による効果が大きいと考えています。そして、医療部が外部の関係者と何度も連絡を取り、細部にわたって退院調整を行っていることにより、最終的に患者・家族が安心して退院できる環境が整えられたのです。Iさんは現在も自宅で療養生活をされていますが、認知症・糖尿病を伴うALSであり、当初自宅退院に対する家族の不安はとても大きく、特に経口食の内容や嚥下に関しては、他職種との連携が大きなポイントになった事例でした。

当院にはレベルアップ研修の中に「退院支援」のコースがあり、病棟や外来でリーダーシップをとって在宅支援のできる看護師の育成を目指しています。看護師は患者・家族とコミュニケーションをとる機会が多く、情報を把握しやすい状況にあります。当科でも他職種とのかかわりにおいてさまざまな場面で支援・調整を行い、連携を進めてきましたが、現在も退院調整が必要なケースは多く、今後も適切な時期に適切な介入ができる患者中心のチーム医療の提供に努めていきたいと思います。

参考文献

1) 国立療養所宇多野病院編著：神経筋難病看護マニュアル，日総研出版，2002．
2) 森松光紀、鈴木倫保編：脳・神経疾患ナーシング，学習研究社，2001．

Comment

　23日間という短期間に濃厚な退院支援・退院調整ができた事例です。病棟看護師が中心となってこれだけの看護を提供することができるということは頼もしいと思います。
　特に嚥下障害をもつ患者に食事介助の調整を行うのは、確実なアセスメント能力に基づく判断が必要ですね。退院前に嚥下能力のアセスメントを行い、安全な食事介助方法を選択し、そしてそれを誰が実施するのかという判断も求められます。誤嚥は生命に直結することですので慎重に判断をして、いけると思ったら腹を決めて非医療者に指導するというところが、退院調整看護師の腕の見せどころなのではないでしょうか。その力によって患者さんのQOLが大きく影響を受けることになります。ただ、気をつけなければならないことは、ヘルパーは医療者ではありませんので、食事介助のコツについて指導を受けたとしても、患者がむせてしまったときの対応については全くの素人であるということです。この場合の食事介助は生活の支援でありながら、医療と隣り合わせの領域となります。そのことの理解を、お互いに明確にしておくことが必要でしょう。
　医療ニーズが継続する患者に対する退院調整で配慮してほしいことは、退院後の医療ニーズに対してどのようなケアを誰が提供するのか、そしてそれは医療安全の視点からみて問題がないかということです。この事例では訪問看護師がヘルパーに食事介助の指導を行ったということですが、退院調整看護師の責任の範囲と訪問看護師の責任の範囲を整理し、お互いに医療職として患者の安全を守ること、そしてかかわっていく非医療職の安全を守ることについて役割分担を明確にすることを検討してほしいと思います。

（山田雅子）

第2章　疾患別　退院支援・退院調整の事例

10 重度障害をもつ患者への退院支援・退院調整
福祉サービスの利用に消極的な患者・家族

佐賀県鹿島市地域包括支援センター（出向）・祐愛会織田病院（前連携センター）
●田島 まり子

key words：脳炎後遺症、視力障害、聴力障害、障害者自立支援法、週間計画（スケジュール）表

事例概要　Jさん　58歳　女性

- **疾患名**：脳炎後遺症、亜昏迷、せん妄、不安神経症、全盲、難聴
- **現病歴**：30歳頃より進行性の聴力障害あり。42歳で脳炎となり、視力障害を併発した。徐々に四肢の不随意運動やADL・知的低下が出現し、不安神経症も伴うようになった。45歳の時に当院初診、以後、当院で加療を続けている。当初は母親の誘導で杖歩行が可能であったが、聴力・視力・筋力が徐々に低下し、精神状態も不安定となってきた。母親と娘の二人暮らしであったが、他人が家庭内に入ることを拒否。隣県在住の長男の援助は受けていたものの、母親一人で介護を行っていた。57歳の時からADL低下が進み、2カ月前からせん妄によると思われる独語や部屋を転げまわる状態となり、不眠や食欲不振で徐々に全身状態が衰弱していった。そのため、主治医から相談を受け訪問看護導入調整を行っていたが、その調整中にそのまま肺炎と脱水のために入院となった。
- **生活歴**：高校卒業後、隣県の公証役場に勤務。29歳頃自宅に戻り、職を転々としていた。42歳頃からは就業することなく、家事手伝いを行う。結婚歴はない。
- **家族状況**：88歳の母親（主介護者）との二人暮らし。兄が隣県に住んでいる。父親は10年前に死亡。
- **利用している社会資源**：障害者自立支援法（退院の時点で障害種別1、障害程度区分6）

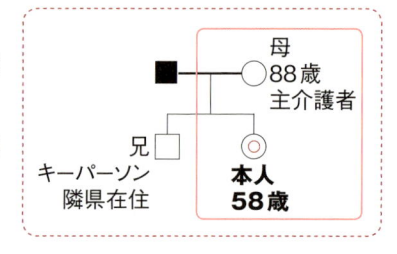

［家系図］
母 88歳 主介護者
兄 キーパーソン 隣県在住
本人 58歳

＊本事例に記載している法令は、執筆当時（2009年）の法令となっています。

10 重度障害をもつ患者への退院支援・退院調整

　重複障害をもつ患者とその患者を一人で介護している高齢の母親が、ともに福祉サービスの利用について遠慮と偏見をもっているという事例において、どのような支援ができたかを紹介します。

第一段階　退院支援が必要な患者のスクリーニング

1）入院後の経過

　リエゾンナースはJさんの外来通院が厳しくなったため、主治医から相談を受け訪問看護の導入調整を行っていました。しかしその2日後Jさんは緊急入院となりました。入院時には一次・二次のスクリーニングとアセスメントを行いました。

　Jさんの状況は全介助状態で、在宅介護には多くの介護力を必要としていました。しかし家族の介護力不足と家族のサービス利用に対する負い目や偏見がありました。そのため、三次スクリーニングとアセスメントに移行することにしました。

2）アセスメントと情報収集

　一次・二次スクリーニング・アセスメントの結果、退院支援スクリーニングシート（図10-1）により情報収集および問題点の整理（表10-1）を行いました。

支援の体制

織田病院
111床　診療科数10　平均在院日数：12.8日
退院調整専門部署：連携センター／リエゾンナース8名、ソーシャルワーカー2名（H21当時）

■リエゾンナース（連携・退院支援担当看護師）の役割
　当院では退院調整担当のリエゾンナースが外来で入院が決定した時点から、入院中そして退院に向けての支援まで、一貫して患者にかかわりをもち退院支援を行う。また、外来患者の在宅サービス導入調整にも携わっている。入院時には、外来で入院対応をしながら当院規定項目に沿って一次スクリーニングを行い、その後病棟看護師とともに二次・三次とスクリーニング・アセスメントを進め、退院支援の対象者を選定する。対象者に対しては、退院に向けた病棟カンファレンスや病棟管理表会議（当院独自の退院関連項目情報を収集・整理した「病棟管理表」を用いた会議）、退院前カンファレンスを開催し、病棟や医療ソーシャルワーカーだけではなく、他のコメディカルや在宅を支える担当者とサービス調整を行いながら退院支援を行っている。

第2章　疾患別　退院支援・退院調整の事例

	氏名　J　様
入退院日　〇月〇日	
疾患名　脳炎後遺症、亜昏迷、せん妄、不安神経症	主治医　〇〇〇〇
全盲、難聴、脱水症、肺炎	担当Ns.　〇〇〇〇
主介護者　母	
キーパーソン　兄	

一次判定	年齢75歳以上	
	認知・理解力の問題	●
	介護者の問題	●
	頻回入院	
	自立度A以下	●
	自宅からの入院	●
	ターミナル	

介護力の問題	介護者（母）の負担大
家族状況	母との二人暮らし、隣県に兄が在住
住環境	持ち家、居室は一階、布団
身障者手帳	身体障害者手帳（一種一級）…聴力・視力
介護度	なし
担当CM	なし
サービス内容	なし

スクリーニング	項目	入院前	入院時 一次	二次	三次	追加	退院前
	食事	全介助	全介助	全介助			
	嚥下	自立	自立	自立			
	排泄	全介助	全介助	全介助			
	排泄方法	オムツ	オムツ	オムツ			
	座位保持	全介助	全介助	全介助			
	立位保持	不可	不可	不可			
	移乗	全介助（座位バランス困難）	全介助（座位バランス困難）	全介助（座位バランス困難）			
	移動	全介助	全介助	全介助			
	移動手段	車いす	車いす	車いす			
	入浴	全介助	全介助	全介助			
	服薬状況	全介助	全介助	全介助			
	自立度	C1	C1	C1			
	認知性老人自立度		（思考障害）				
	生活意欲の低下	重度	重度	重度			
	認知機能・意欲について	生活全般に介助が必要	生活全般に介助が必要	生活全般に介助が必要			

退院に向けての問題点	退院先の希望	自宅退院を希望
	退院後継続が予想される医療処置	内服薬
	医学的・身体的な問題	・せん妄・不眠・独語などの精神症状がある。さらに難聴もあることからコミュニケーションが取りにくい。 ・常に体動が激しく、全盲でもあることから、転倒や身体損傷の危険が高い。 ・脳疾患後遺症や栄養状態不良・廃用症候群などによるADLや体力の低下がある。
	退院への不安・意向	・母：これからどうしたらいいのかわからない。
	社会的精神的問題	・88歳の母親と二人暮らし。母親は、親として自分が介護しなければいけないという思いが強い。 ・これまでJさんと母親は、かたくなに介護の介入や施設利用を拒んできた。 ・退院後も生活全般に介護や観察を要し、母親一人での介護はかなり難しい。

図10-1　退院支援スクリーニングシート　　　　　　　　　　　　　　　　　　　　（祐愛会織田病院）

表10-1　医療上の問題と生活・介護上の問題

医療上の問題	①亜昏迷状態で、せん妄・独語・不眠などの精神症状が継続 ②食欲不振による全身状態の衰弱 ③肺炎、脱水を繰り返す可能性
生活・介護上の問題	①聴力障害・視力障害（全盲）・運動失調などにより日常生活全般に介助が必要な状態。 ②88歳の母親との二人暮らし、協力者は週に1～2日隣県在住の兄のみ。 ③これまでJさんと母親はかたくなに介護の介入や施設利用を拒んできた。 ④本人とのコミュニケーションが困難であり、意志の疎通が図りづらい。

第二段階　医療・ケア継続のための看護介入とチーム・アプローチ

1）院内情報収集・調整

　リエゾンナースと病棟看護師を中心に主治医、理学療法士（以下、PT）、からの情報をもとに三次スクリーニング・アセスメントを行い、情報を整理しました。入院後一週間で肺炎や脱水は改善しましたが精神症状は継続し、生活全般に多くの介護が必要で、肺炎や脱水を繰り返す危険性もありました。介護者の年齢や他の介護協力者の状況を考えると、施設入所も視野に入れたうえで多方面からの複数のサービス支援が必要と思われました。その結果、表10-1の検討課題点が挙がり退院支援の介入を行うことになりました。

2）院内カンファレンス

●医療者間の方向性の統一

　病棟看護師のアセスメント（表10-2）を基に、主治医・病棟看護師・リエゾンナースをはじめ関係者で入院1週間目に退院に向けた病棟カンファレンスを行い、以下の方法で退院支援を行うよう意思の統一を図りました。
①心身状態を整え、在宅生活ができる健康状態を維持する。
②精神症状を和らげ安全に過ごせるような働きかけや方法を探り、退院後の生活に提案できるようにする。
③母親の福祉サービス利用に対する思いを確認したうえで、サービスの受容ができるように働きかける。
④キーパーソンとして冷静に判断できる兄を交えて、ふさわしい退院先の決定とサービス利用についての話し合いを進める。
⑤退院先の意向に合わせて早急に準備を開始する。

表 10-2　在宅支援アセスメントシート（作成：入院 1 週間目）

<table>
<tr><td rowspan="2">在宅ケアアセスメント（医療管理）</td><td colspan="3">
①病状、治療状況、今後の予測
- 亜昏迷状態で、せん妄・独語・不眠などの精神症状が継続、専門医受診の結果、積極的な治療が望めない。
- 食欲不振による全身状態の衰弱がみられる。本人の好物から徐々に食事摂取の意識づけを行う。
- 点滴により肺炎・脱水は改善したが、再び、肺炎、脱水を繰り返す可能性がある。

②本人・家人の理解、告知状況、受け入れ状況
- 母親は、積極的な治療が難しいことは理解している、独語や不眠症状の安定とともに自宅で看るとの思いを強くもたれる。
- 母親としての義務感と福祉に対する偏見から、これまでサービスの利用を拒んできた。
- 現実に母親一人で対応困難であると思われるが、サービスの受け入れについては決めかねている。

③退院後の医療管理のポイント、管理能力の有無
- 精神症状の安定を図るため、日常生活にリズムをもたせるとともに、Jさんの気持に寄り添う対応を行う。
- 食事・水分摂取状況や全身状態の観察など医学的立場からアドバイスができる体制が必要。
</td></tr>
<tr><th>現状</th><th>アセスメント</th><th>対策・課題</th></tr>
<tr>
<td rowspan="5">在宅ケアアセスメント（生活における介護の必要性）</td>
<td colspan="3" style="writing-mode:vertical">ADL評価</td>
</tr>
<tr>
<td>
①食事：
- 自力摂取は困難で全介助
- 食欲に関して単語による意思表示
- 嚥下能力に問題はないが気分により経口摂取拒否
- 食事は、不随運動のため飲み込みやすい。全粥、軟菜きざみ、汁物とろみつき、ゼリー・アイスクリーム・コーヒー牛乳を好む。
</td>
<td>
- 不随運動のため摂取時の体位によっては誤嚥を起こす可能性がある。
- 経口摂取を拒否することにより栄養不足や脱水に陥りやすい。（体重32.3kg・BMI 14.1・アルブミン3.7g/dL）
- 食事は全介助であり長時間に及ぶため、多くの介護力が必要。
</td>
<td>
- 摂取時の良好なポジショニング
- 本人の気持ちへの配慮
- 食べやすい食事形態の工夫

- サービスの導入
</td>
</tr>
<tr>
<td>②入浴・洗髪：入院前は清拭のみ。病棟ではストレッチャーによる入浴
③洗面・歯磨き：全介助</td>
<td>- 自宅浴槽での入浴は不可能であり、清潔行為全般に援助が必要。
- 肺炎防止のためにも口腔ケアの指導が必要。</td>
<td>- 母親へのケア指導</td>
</tr>
<tr>
<td>④更衣・整容：全介助
入院前はオムツはずしがみられた。</td>
<td>- 不随意運動により更衣も容易ではなく、複数による介助が必要。</td>
<td>- オムツはずしに対応した衣類の検討</td>
</tr>
<tr>
<td>⑤排泄：失禁状態で全介助
便秘がちで3〜4日ごとの排便
（緩下剤服用、時に摘便）</td>
<td>- 尿便意の意思表示があっても排泄がない場合もあるため、排泄への誘導が必要。</td>
<td>- 排泄を促すため、定時に洋式トイレへ誘導
- 排便コントロール</td>
</tr>
</table>

在宅ケアアセスメント（生活における介護の必要性）	ADL評価	⑥睡眠： ・昼夜逆転、独語や夜間に大声を発することがある。 ・朝方入眠し午前中は傾眠傾向 ⑦移動・移乗：・聴力障害 ・視力障害（全盲） ・臥床時は四肢や頭部を不随意に動かしたり、転がりながら室内を移動。運動失調がある。 ・全介助にて車いすに移乗	・全盲による時間感覚のずれや精神症状から不眠をきたしている。 ・転落や身体損傷の危険がある。	・安心のための声かけ ・生活リズムの確立 ・移動・移乗用具の選定 ・チルティング式車いすの利用 ・移動のための住宅環境整備
	家屋評価	・浴室：介助浴を行うスペースはない。 ・トイレ：自宅は洋式トイレ ・玄関：2段の段差あり。 ・居室：仏間が居室になっている。ベッドを置くには十分な広さではない。 ・廊下：車いすが通る幅はあるが、曲がり角は通らない。	・自宅浴槽での入浴は不可能。 ・トイレまでの移動・着座・体位保持困難。 ・もともとベッドを入れる意志はなかった。 ・柱や家具に追突することによる外傷の危険。 ・移動は車いすが必要。	・サービスの導入 ・洋式トイレへの誘導、排泄介助、見守り ・布団による生活を基準とした室内環境の整備 ・自宅での車いす使用は、曲がり角が障害となる。
	介護力評価	①・入院前は、横になった状態で食事介助 ・十分な排泄コントロールはできていなかった。 ②介護力の問題 ・母親一人での介護（週1～2回　兄が来て入浴介助）	・せん妄・独語・不眠・食欲不振の状況になった時点で、88歳の母親一人での介護は困難。 ・母親が義務感としてもっている役割意識から、いろいろなサービスの利用を拒否されていた経緯がある。	・限界を理解し、サービスを受け入れてもらうような働きかけ ・キーパーソン（兄）への働きかけ
患者・家族の希望		入院前まで多くの障害を抱えながらも家族だけで生活されていた。 Jさん自身、自宅で過ごしたいという意向があったとのこと。 （以前から、Jさんは仏壇がある部屋でないとゆっくり休めないと言っていた。） 母親も自宅への退院を希望。		

（祐愛会織田病院）

　次に、カンファレンスの結果を受け役割分担を行いました。
　Jさんの場合は、年齢や病名から、介護保険ではなく障害者自立支援法の利用が考えられました（障害者総合支援法と介護保険制度の比較→資料・208頁参

照)。そのため、制度に詳しい医療ソーシャルワーカー（以下、MSW）が行政や福祉施設との連絡調整を行い、リエゾンナースは患者家族の意向確認やサービス内容についての提案、訪問診療・訪問看護など医療との連携調整を行うことにしました。また、病棟看護師は実際の看護や介護方法について、より安全に在宅療養生活が継続できる方法を介護者へ提案・指導を行い、PTは福祉用具や住環境について、サービス内容の提案を行うことにしました。

このように、それぞれの専門性を活かし役割に応じた援助を行うよう取り決め、その後の院内カンファレンスで進捗状況を確認し合いながら調整を行うようにしました。

3) 患者・家族の意向確認と合意形成

ポイント

Jさん自身と家族の強い意向で、入院直前まで他者の支援を受け入れることなく自分たちだけで生活をされていた経緯を踏まえ、不安なく外部の援助を受け入れてもらうために、意向を確認しながら、以下の手順で話し合いを行いました。

①Jさんおよび家族の気持ちや考えの受容

周りからの助言があったにもかかわらず、家族以外の支援を受け入れることなく、自分たちだけで生活をされていた思いを傾聴し受け入れました。そのうえで、退院後も在宅で生活したいとの意向を確認しました。

②社会的背景の把握

これまでの生活の状況や親類、近隣との関係などや、Jさんを取り巻く家族以外の援助者の存在や関係などを確認しました。

③在宅介護における支援の必要性についての説明

現在のJさんの病態や心身状況の変化をわかりやすく説明し、今後は家族だけでの介護は負担が大きいことを、言葉と実際の介護をみることや介護体験することを通して伝えました。そして母親としての精神的なかかわりをもつうえでも、健康管理を行ううえでも、専門スタッフによる看護や介護援助を受けることが必要であることを説明しました。

④関係機関への情報提供・相談への同意

在宅介護を支えるための障害者自立支援法のサービス利用について、福祉事務所など関係機関への情報提供や支援依頼などについて、了承を得ました。

⑤退院先の決定のための話し合い

Jさんに必要な介護の量と母親の介護力を考えると、在宅サービスを用いたとしても在宅介護は厳しく、入所も選択肢の一つと思われました。そこで、母親が退院後の生活を具体的にイメージできるように、入院中から実際に介護を体験してもらい、最終的には状況を冷静に判断できる、隣県に住む兄をキーパーソンとして、

退院後の生活についての話し合いの機会をもちました。

　兄を交えた話し合いの結果、家族はJさんが施設入所を今まで望まなかった経緯から、できるだけ自宅で看たいと自宅退院を希望されました。しかし、退院後の介護の大変さも十分に理解し、障害者自立支援法の在宅サービス（ショートステイを除く）を利用して訪問看護や訪問診療を受けることに合意されましたので、早速具体的な退院調整に入りました。

4）病棟における退院支援

　脳炎発症以前からの聴力低下に加え、脳炎発症後より出現し徐々に憎悪している運動機能・視力・思考障害がありました。今回の入院時は全盲状態であり、運動失調に加え、せん妄・独語・不眠の精神症状を併発していました。昼夜逆転や体動が激しく、身体に当たるものに激しくぶつかる動作もみられていました。

　このように、全盲・聴力低下・運動失調・せん妄・独語・不眠で昼夜逆転・体動が激しい・思考障害など多くの心身の障害がみられている状況に対し、以下のような看護を行いました（表10-3）。

● **身体損傷防止**

　自宅での生活に近い環境を作り、衝撃による身体損傷の防止を図りました。自宅では布団での生活であったため、ベッドを中止して個室とし、マットレスを広く敷詰め、入院前と同様に転がったり這い回ったりできるようにしました。また運動失調による四肢・頭部の身体損傷の対策として、壁に毛布を敷きつめクッションを置き安全を図りました。

● **規則的な生活の確立**

　患者の体力に応じた一日のスケジュールを作成し、実施しました。食事1時間前後はチルティング式車いすにて過ごし、午前中はトイレ誘導と腹部・肛門マッサージを実施することにより自然排便を促し、トイレでの排泄習慣をつけました。排便がない場合も摘便を施行し、腹部不快がないようにしました。午後よりリハビリテーション、ストレッチャーでの入浴　院内散歩などを行いました。刺激を与えた規則的な生活により、夜間、時折覚醒し独語することもありましたが、昼夜逆転は改善し体動も少なくなりました。

● **食欲の改善**

　特定の食物に対する要求が強いことに着目し、好物のアイスクリームを中心とした間食から食事摂取の意欲づけを行っていきました。食欲の改善とともに、少しずつ自分の意思も言葉で発するようになり、「アイスクリーム、コーヒー牛乳」などの発語も聞かれるようになりました。間食も一日のスケジュールに取り入れ、楽し

みももてるようにしました。調子が良い時は簡単な会話もできるようになり、コミュニケーションをとることにより次第に精神的にも安定していきました。

- **退院に向けて（食事介助・その他の介助）**

食事介助については、摂取時のポジショニングに注意を配りました。使用するクッションはJさんが安心できる柔らかな素材のものを準備してもらい、布団から座位へ調整する場合は、ずれ防止マットを使用しました。昼食時には車いす移乗を実際に行ってもらえるように、訪問看護師の訪問時間を調整しました。退院後の主介護者が高齢の母親となるため、食事介助以外の介助行為（車いす移乗・移動、入浴・清拭・更衣、トイレ・ポータブルトイレでの排泄など）は兄や訪問看護師、ホームヘルパーで負担するように指導を重ねていきました。

生活についても母親とともに考え、その思いを受け止め寄り添うことに努めました。退院後もそのリズムが保てるようにスケジュール表を作成し、家族や地域在宅関係者へ提案しました。このように、退院後の生活を具体的にイメージしていただけるよう入院中から実際に介護を体験してもらい、ただ介護に追われるのでなく、娘との穏やかなかかわりも必要であることを理解できるよう努めました。

表10-3　退院に向けての目標と支援

	退院までに目指す状態	実施する治療・ケアおよび支援
医療上の検討課題	**精神症状** ①せん妄・独語の減少 ②夜間良眠 ③意思表出 **病状管理** ④必要な栄養・水分の摂取 ⑤内服管理ができる。	●**主治医、精神科専門医** ・現在の精神的状況に応じた内服薬処方 ●**看護師** ・日常生活にリズムをもたせるため、体力に応じた一日のスケジュールを作成 ・コミュニケーションが図れる環境設定、コミュニケーションの方法の工夫 ●**看護師、栄養士** ・必要な栄養・水分摂取、内服の家族指導 ●**リエゾンナース** ・病状管理のための、訪問看護や訪問介護の導入、カンファレンスへの参加依頼

10 重度障害をもつ患者への退院支援・退院調整

生活・介護上の検討課題	**身体損傷防止** ①自宅での生活に近い環境づくり ②衝撃による身体損傷の防止	●**看護師** ・自宅と同じように、転がったり這い回ったりできる環境づくり ・マットや毛布、クッションなどによる安全対策
	食事 ③食欲の改善 ④食べる喜びを感じられる。	●**看護師、ST、リエゾンナース** ・摂取時のポジショニングの工夫 ・本人の好みに合った食物の導入 ・食事摂取の意欲づけ ・飲み込みやすい食事形態の検討と家族指導 ・介助時の反応や嚥下状態を確認し、安全な介助法を指導 ・在宅ケアスタッフへの指導
	清潔 ⑤口腔ケア、シャワー浴により爽快感を感じてもらう。 ⑥家族が清潔保持の必要性について理解できる。	●**看護師** ・コミュニケーションを図りながら、爽快感を表出してもらう。 ・毎食後の口腔ケア　1回/2日のシャワー浴の実施 ・清潔ケアについての家族指導
	排泄 ⑦トイレでの排泄習慣の確立	●**看護師** ・定期的なトイレへの誘導、腹部・肛門マッサージ ・3日間排便がない場合、テレミンソフト坐薬挿入、または摘便 ・効果のある排便コントロール方法を在宅ケアスタッフへ提案
	睡眠 ⑧夜間良眠	●**看護師** ・日常生活にリズムをもたせるため、食事介助や清潔援助のほか、車いすでの散歩、リハビリテーション、デイルームで過ごすなど日中の活動を取り入れる。 ・規則正しい生活パターンの確立 ・生活介護利用時の過ごし方について検討と提案
	移動・移乗 ⑨車いすへの移乗援助がスムーズにできる。 ⑩車いすでの座位保持ができる。	●**看護師、PT、MSW** ・適した車いすの選択。車いすおよびポータブルトイレへの移乗方法の検討 ・座位時のずれ防止対策。福祉用具の検討 ・兄や在宅ケアスタッフへの移乗動作の指導
	家族指導 ⑪母親とともにケアを行う。	●**看護師、リエゾンナース、MSW** ・母親の思いを受け止める。 ・母親ができることとできないこと、援助を受けることの必要性を理解してもらう。 ・高齢の母親に負担の少ない介護方法を提案、介護不安の軽減を図る。

> **第三段階　地域や社会資源との連携・調整**

1）在宅医療体制の構築

■障害者自立支援法によるサービス導入

ポイント

　公的制度・社会資源の導入に向け、母親と兄への意向確認の後、障害者自立支援法によるサービス利用申請の援助を行い、入院療養から在宅療養生活へのスムーズな移行を図るための提案や調整を行いました。重度の重複障害をもちながらも、家族以外の他者の介護・支援を受けることなく、入院直前まで自分たちだけで生活をしてきた方々に、いかに不安なくスムーズに外部の援助を受け入れてもらうかは重要なポイントになります。幸い当院とスタッフに対しては信頼が厚く、サービスの導入にあたってはリエゾンナースやMSWが主体的にかかわることができたので、サービスの受け入れが容易でした。

　以下の手順で、母親と兄に対してサービス導入に向けた援助を行いました。

● **関係機関、障害者自立支援法およびサービスの紹介**

　福祉事務所や身体障害者療護施設など相談・支援を依頼する各関係機関の紹介を行い、身体障害者として障害者自立支援法でのサービス利用を行うことを説明しました。

● **関係機関への相談と連携のための提案**

　市町村障害担当者（以下、行政担当者）とJさんと家族との話し合いの機会をつくり、障害者自立支援申請書の作成も支援しました。また、入院療養から在宅療養生活へのスムーズな移行を図るため、行政担当者へは以下のことを提案し協力を依頼しました。

・住環境の確認と整備（住宅改修の必要性なども含む）の有無、また、必要な福祉用具が自宅で利用可能かの見極めや選定のため、PTや行政担当者などと事前に自宅訪問を行いたい。

・高齢の母親の介護負担軽減や心身機能の維持・安定を目的とした介護給付（重度訪問介護や生活介護など）や訪問看護など居宅サービスの内容、利用方法などについて、入院中から情報提供し、具体的な利用についての提案を行いたい。

● **認定調査への協力**

　調査に同席し、調査時間の中ではわかりにくい日常の状態などについても、可能なかぎり情報提供を行いました。また、早期の在宅復帰に向けて、具体的な在宅支援体制の構築と調整を行うため、早急の結果通知と支給決定を依頼しました。

🔎ポイント ●退院前自宅訪問による住環境の確認、整備および必要な福祉用具の選定

・室内の住環境：チルティング式車いす介助での排泄誘導に必要なスペースの確保を検討。
・屋外の住環境：玄関の段差解消を目的としたスロープ設置などについて検討。
・福祉用具：トイレ誘導や食事摂取時に使用するチルティング式車いすの確保についての検討。

　上記の3つの視点から自宅訪問を行いました。特に食事摂取時やトイレ誘導などに使用するチルティング式車いすで、自宅内外の移動が可能なのかどうか、十分検討する必要がありました。介護負担の軽減のためには介護ベッドの使用が望ましいのですが、Jさんの場合は視力・聴力障害などのため危険認知能力が乏しいうえに、体動が激しく、病棟でもベッドからの転落のリスクを考慮しマットレスでの対応を行っていました。そのため、入院前と同様に、畳に布団の使用とし、生活範囲や動線にある壁や柱には衝突時の衝撃を抑えるための座布団を当て、ガラス戸をベニヤ板に変更して身体損傷の危険がないよう工夫しました。

　住環境の整備やふさわしい福祉用具の利用により生活範囲は広がり、安全確保や姿勢保持、身体機能の低下防止、介護者の負担軽減なども図ることができます。実際に在宅療養生活の場を確認することで、退院後の生活を想定した適切な提案ができ、無駄な福祉用具を選定せずに済みます。

■在宅サービスの紹介と導入調整

　退院後の在宅サービス利用については、病棟カンファレンスや毎週の退院に向けた病棟管理表会議を通し、病棟看護師・PTなど関係者から助言を受け、必要と思われるサービスとその内容を検討しました。そのうえで、家族にサービスについて紹介し、意向を聞きながら利用施設や内容について調整を行いました。そして、利用を希望された自立支援の生活介護（デイサービス）や重度訪問介護（ホームヘルプ）の担当者、医療保険からの訪問看護・訪問診療の担当者とは、行政担当者も交えて入院中に顔合わせを行いました。そして、入院中の医療・看護・介護は自宅に帰ってからも継続されることを説明し、その具体的な内容や予測される問題点については退院前カンファレンスの前に情報としてきちんと伝えました。またサービスごとに提供可能な日時・時間帯を確認しながら、週間および月間の計画を調整していきました。

　入浴や介護負担の軽減目的での頻回の生活介護は有用ですが、自宅を離れる通所系のサービス利用には家族は抵抗があり、訪問中心のサービス調整となりました。日常生活全般に多くの介護を要するため、病棟で作成されている1日の生活スケジュールに沿って入院中に行っている看護や介護を書き出し、介護者である母

親ができることと、ヘルパーや訪問看護師に依頼することを、家族と一緒に振り分けていきました。「週間計画表」に、時間ごとにサービス内容を書き出すことで、高齢の母親にもわかりやすく退院後の生活がイメージできるようにしました。

また、実際には退院後すぐのサービス利用にはつながりませんでしたが、母親の介護負担が十分に予測できましたので、状況に応じてすぐに短期入所（ショートステイ）が利用できるような手配だけは整えておきました。このような、先を見越した配慮も必要かもしれません。

2）退院前カンファレンス

退院5日前には、家族をはじめ病院および在宅生活を支える関係者が一同に会して退院前カンファレンスを行い、情報の共有と退院に向けたサービス内容の再確認を行いました。

関係者が一同に会し、家族を交えた話し合いを行うことが、サービス利用に負い目や偏見があった家族にとっては安心につながったようです。訪問診療についても、一番信頼を得ていた主治医が行うことになり、家族は通院の心配からも解放されました。また今後の問題点として、Jさんや家族の最優先の希望・意向である"在宅での介護"を支援しつつも、そう遠いことではないと思われる"高齢の母親による介護"が期待できなくなった場合の将来的な方向性の検討が必要であることを提案し、退院後の検討項目としました（表10-4）。

3）退院前の準備・最終調整

退院当日には、行政担当者と病棟看護師、リエゾンナース、MSWでサービス内容と現在の心身状況の最終確認を行い、病棟看護師とMSWは退院に同行し自宅で以下の確認も行いました。

● **住環境の確認・調整**

自宅の到着後、降車介助を行い、レンタルしたチルティング式車いすに乗車してもらい、玄関先→廊下→居室→トイレと実際に移動介助を行い、日常生活でもっぱら使用する生活範囲、動線の確認を行いました。また、Jさんの多動に伴う身体損傷を防止し、安全を確保するための壁や柱、ガラス戸への配慮についても再度確認しました。

● **家族による介護と利用するサービスについての確認**

今日からはじまる在宅介護に際して、母親が担う日常の介護（おむつ交換、食事の準備など）、兄の援助、導入するサービスについての利用日・時間帯・サービス内容について、母親と兄に再度確認しました。

表10-4　退院前カンファレンスの結果

	検討項目	検討結果
医療上の検討課題	**精神症状** ①夜間良眠・せん妄・独語の減少 **病状管理** ②必要な栄養・水分の摂取 ③内服管理	・一日のスケジュール表をもとに日常生活にリズムをもたせる。 ・訪問看護、重度訪問介護、訪問診療、生活介護の利用により生活の活性化を図り、規則的な生活を継続させる。 ・訪問看護・重度訪問介護・デイサービス時などに、食事や水分の摂取量、服薬状況、病状の変化などを観察し、連絡ノートへ記入する。
生活・介護上の検討課題	役割分担 食事 排泄 清潔 睡眠 移動・移乗	・入院中に行っている看護や介護を書き出し、母親ができることと依頼することを振り分けたが、在宅での状況により随時、内容の役割り・担当内容の変更検討を行う。 ・食事の準備は母親が行う。 ・チルティング式車いすに乗車した状態での食事・内服介助は、母親とホームヘルパーが協力して行う。（3回/日） ・ホームヘルパーにより定期的にトイレ誘導。（8・12・16時） ・おむつ交換は母親が行う。おむつはずしがあるため、つなぎの服を着用。 ・3日間排便がない場合、訪問看護師により坐薬挿入、または摘便・排便については連絡ノートに記録。生活介護利用時も看護スタッフで必要時坐薬挿入や摘便を行う。 ・生活介護利用時に入浴。 ・食後の口腔ケアはホームヘルパーが行う。 ・訪問看護時に清拭実施。 ・生活にリズムをもたせ、生活介護利用を休まず定期的に利用できるように援助する。 ・チルティング式車いすへの移乗は兄と訪問看護師、ホームヘルパーが実施。 ・住環境の整備（事前訪問による住環境の最終確認） ・壁や柱などへの追突時の衝撃防止の対策。チルティング式車いすの確保と室内移動できるスペースの確保（障害物の除去）

	サービスの種類	利用回数	利用目的・サービス内容
サービスの内容	デイサービス	週2回（月・水）	入浴、日常生活リズムの継続、排便コントロール
	重度訪問介護（ホームヘルプ）	毎日　8:00～9:30 　　　12:00～13:00 　　　16:00～17:00	1日3回、食事時に車いすに移乗し食事介助 排便促進のためのトイレ誘導・体幹支持・後始末洗面・更衣・保清など
	訪問看護	週2回（火・金）	状態観察、病状管理、排便コントロール、リハビリテーションなど
	訪問診療	4週に1回	当院より訪問：医学的な管理、療養指導など
	福祉用具	チルティング式車いすを業者より貸与、障害者自立支援法の補装具として支給申請予定。	
残された課題	将来的に、母親の体調不良時や介護を期待ができなくなった場合の対応について ・現在受け入れを拒否されている施設への短期入所や入所・入居についても検討する必要がある。 ・退院後のフォローで経過を見ながら、再度検討する。		

4）退院後のフォロー・評価

通常は入院中に自宅訪問を行い、退院後はケアマネジャーに訪問を依頼しその後の状況把握に努めます。ターミナル期の場合などは同法人の訪問看護や訪問診療に同行し、一緒にサービスの調整や入院時期の検討なども行います。連携センターでは入院患者だけでなく、外来通院患者や訪問診療利用患者についても必要があれば介入・訪問を行います。

今回の事例の場合、コーディネートを行うケアマネジャーがおらず、あまり慣れていない行政担当者がいるだけでした。介護者が88歳の母親で全介助状態の娘を介護するという状況はリスクが高く、訪問看護や訪問診療からも介護負担について相談を受けていました。これらのことから、退院後も訪問を行い、実際には3回の訪問後も数回訪問しています。

● 退院後の自宅訪問1：リエゾンナースとMSWにて訪問（退院翌日）

重度訪問介護の初回サービス利用時に合わせて自宅を訪問し、ホームヘルパーによる食事摂取時のポジショニングや食事介助の方法、排泄時の移動・移乗の状況を確認し、体制や介護方法について評価しました。

布団から車いすへの移乗については、安全性や介助時の負担の面から、ホームヘルパー2名体制でのサービスの提供がふさわしいと評価し、行政担当者とサービス提供事業所へ変更を依頼しました。また、紙おむつ購入の相談があったので、日常生活用具給付として支給申請の代行をし、紙おむつの選定や搬入方法などについて業者と連絡・調整を行いました。

● 退院後の自宅訪問2：リエゾンナースが訪問診療と同行訪問（退院2週間後）

退院後の身体状況の把握と退院前カンファレンスでの決定項目の評価のために、訪問診療と同行訪問を行いました。

Jさんは必要な栄養・水分摂取や内服ができ、精神症状も入院時より安定して、主治医との会話もできるようになっていました。主治医は体調も安定しており、引き続き今のまま在宅療養の継続が可能であると判断しました。排便コントロールや効果的な連絡ノートの活用もできていました。また、当初はサービス利用に抵抗があった生活介護も、計画どおり定期的に通えており入浴も実施できていました。

母親は「思い切ってサービスを受けるようにして本当によかった」と在宅介護に満足し、このままサービスの利用を続けたいと言われました。母親の介護負担や疲労もあったようですが、母親としての強い義務感をもっていたため、今回は無理にサービスを勧めたりはせず、何かあった時はいつでも連絡・相談するよう伝えました。

サービスは現行どおりとし、次回訪問時に兄と将来的な方向性について話し合

うことにしました。

● 退院後の自宅訪問3：リエゾンナースとMSWにて訪問（退院42日後）

　退院前カンファレンス時に問題提起していた将来的な事柄を話し合うため、冷静に状況を判断できる兄の帰郷に合わせて自宅を訪問しました。

　在宅生活が長くなるにつれ母親の介護疲れが強くなったようだと、訪問看護師からの連絡を受けていました。そのため母の負担を考えると、今後は訪問・通所系のサービスだけではなく、短期入所による介護負担の軽減を図っていくことを提案しました。兄は短期入所の利用に同意され、将来的に施設入所が必要となった場合の入所や入居についても、母親と前向きに検討したいと言われました。早速、短期入所について行政担当者へ調整の依頼を行うことにしました。

　また、身体障害者手帳が交付されたため、業者より貸与されているチルティング式車いすを、オーダーメイドとして補装具支給申請を行うことにしました。

まとめ

■本事例の退院支援・退院調整の評価

　退院支援は、まず患者・家族の意向をしっかり確認することから始まります。この時、在宅療養の可否は介護力に大きく関係しており、これが不足している場合はその現実を理解したうえで、これを補うためのサービスの受け入れが必要です。母親が義務感としてもっている役割意識とそれを全うできない負い目を理解し、福祉サービスの導入に対する思いを受け止め、歩み寄れる方向性を見出だすことが必要です。介護保険が定着してきたとはいえ、特に高齢者は福祉サービスを利用することに抵抗を感じる場合も少なくありません。介護は家族である自分の努めであり、福祉の手を借りたくない、世話にはなりたくないという思いが強いようです。

　入院中に無理にすべてのサービスを準備しようとせず、まずは受け入れてもらうことから始めたことが退院支援の成功につながったと思います。ただしこの場合は、退院後に実際の介護状況を確認し、家族の受け入れの意向を確認しながら、状況に応じたサービスの調整を行うことが必要になります。本事例では退院前のカンファレンスでの決定項目と生活状態を、退院後に訪問によって確認しながらサービスを再調整し、今後の課題として残されていた将来的な方向性についても支援を行うことができました。Jさんはその後2回入院し、現在では施設入所となりました。しかしそれまでの間は、住み慣れた自宅で、穏やかに親子で過ごすことができ、家族はとても喜ばれていました。

■公的制度（障害者自立支援法）の退院支援・退院調整のポイント

　退院支援でまず大切なのは、院内の連携です。関係職種がカンファレンスを繰り返し、情報の共有を行いながら役割分担を行います。Jさんの場合は、介護保険に比べ一般的に馴染みが薄い障害者自立支援法によるサービスを調整しました（→資料・208頁参照）。患者・家族が一番信頼している主治医、制度に詳しいMSW、医療の知識と在宅支援経験のあるリエゾンナース、実際の看護にあたる病棟看護師、専門知識のあるPT、それぞれが常に連携し合い専門性を活かしながら、役割に応じた援助を行うことが一番のポイントです。そして在宅生活を援助する在宅支援スタッフとは入院中から情報の提供を行い、カンファレンスへの積極的な参加依頼により、退院後速やかなサービスの提供につながるようにします。

　また、介護保険法に比べて障害者自立支援法の場合は、特に地方の市町村などでは指定相談支援事業者がいないので、実際に計画作成を行う行政担当者がマネジメントに不慣れなこともあるようです。また、利用可能なサービスの制限など、体制にも差があるようです。そのため行政担当者と早期から連携を密にとり、専門職としての提案をさせてもらいながら、必要な医療・看護・介護が継続できるように調整していくことも必要となります。本事例では早期から行政担当者と話し合いをもち、Jさんと家族の意向に応えるために是非協力をさせて欲しい旨を誠実に伝え、調査などにも積極的に協力することで、病院の提案を快く受け入れていただくことができました。

　今後、ますます増加していく在宅療養患者を支えていくために、医療機関だけで行える支援には限界があり、地域の行政機関やサービス事業者との連携による包括的な支援が不可欠です。そのため、連携をとるべき機関などとは、互いの立場や役割を理解し、日々の協力体制を構築することや情報共有の場をもつなど、日常的に関係を深めておくことが大切ではないかと思います。

Comment

　織田病院は、111床の地域と深い結びつきをもった急性期病院で、在宅サービスも提供しています。リエゾンナースが連携センターに配属され外来で在宅療養中からかかわり、入院決定と同時に病棟看護師とともに退院支援に取り組むというシステムをとっています。リエゾンナースのサポートを受けながら、病棟看護師が主体となって包括的なアセスメントを行い、「在宅での課題、現状、そして退院時にどのような状況を目指すか」をチームで話し合い、入院中の医療提供・看護計画そして退院支援計画を立案していきます。この過程で、提供するケアや治療内容が在宅で継続可能な方法になっていることがポイントです。

　重度障害をもちながら、Jさんは88歳の母親と二人で生活し、1年前から在宅サービスの利用もすすめられていましたが、他者の介入を拒んでいました。「サービスにつなぐ」ことに医療者は焦ってしまいがちですが、Jさん、母親の思いを傾聴し、「自宅で暮らしたい」という強い願いを共有しながら、そのためにも在宅ケアを受けることの必要性を時間をかけて話し合っています。兄というキーパーソンを立てて話し合ったことも重要なポイントです。

　障害者自立支援法による退院調整の場合、ケアマネジャー的な存在が行政窓口になり、病院側の調整能力が求められます。医療ソーシャルワーカーとの協働で自宅訪問も行いながらの丁寧な退院調整が紹介されています。

（宇都宮宏子）

11 精神科疾患患者への退院支援・退院調整
生活感覚の取り戻しを要する長期入院の統合失調症患者

株式会社みずでん　訪問看護ステーションらいふ（前京都大学医学部附属病院精神科病棟）
● 井上 有美子

key words：統合失調症、精神科退院調整領域認定看護師、生活準備グループ、精神障害者退院促進支援事業（地域生活移行支援事業）、精神科退院前訪問指導

事例概要　Kさん　50歳　女性

- **疾患名：** 統合失調症
- **現病歴：** 20歳時に不眠・徘徊・空笑がみられ精神科を初診。治療開始後も幻覚・妄想状態が持続し、複数の病院で入退院を繰り返した。30歳を過ぎた頃から当院での長期入院となり、40歳頃からは定期的に「退院」と称する外泊を繰り返していた。両親はすでに他界しており、外泊中は叔母の家で世話になるため、叔母の体調が悪くなってからは外泊が遠のいている。
- **職歴・結婚歴：** なし
- **生活状況：**
  - 両親は他界、同胞なし。叔母（母の妹）とその娘のいる家に外泊する。
  - 今年、成年後見制度を利用して保佐人（血縁者以外）が決まった。
  - 障害年金1級受給。不足分の生活費は叔母が支援している。
  - 通算すると30年に及ぶ入院生活を送っているために、病院で生活することがベースとなっている。両親が他界した後は長年の同室者が一番の理解者だと述べ、常に行動をともにしている。
- **利用している社会保障制度：** 障害年金受給以外、現在利用している社会制度はない。

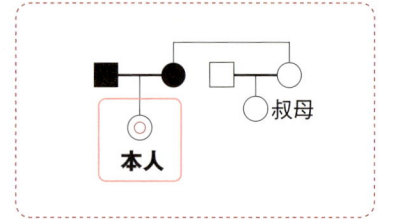

＊本事例に記載している支援制度等は、執筆当時（2009年）の制度等となっています。

精神科疾患における退院支援

症例を紹介をする前に、なぜKさんが30年にも及ぶ長期入院をするに至ったかをご紹介する必要があります。それは、戦後も精神科医療は身体疾患を扱う医療とは切り離して考えられてきた経緯があります。これは精神科特例とされ、患者への待遇は精神保健福祉に関する法律の制定により是正されたものの、精神科病棟の施設基準の中に今も残っています。

1) 入院から地域へ

これまで、精神科医療の基本は入院治療であったことから、精神科患者の多くは、発症以降精神科病院で過ごし、生涯を終えてきたという事実があります。患者本人は、「退院したい」という思いを、「自分の病気は人に迷惑をかける」もしくは「外の世界は怖い」という思いにすり替えながら、いつしか退院を諦め、家族は「入院前に被った衝撃や被害感のために、患者を受け入れられない」「入院後はずっと病院で面倒をみてもらえるものだ」と考えていました。また、これには精神科医療施策が大きく関与してもいました。

2004年、グランドデザインが発表され、精神科医療は大きな転換期を迎えました。これは、医療費削減という観点も含めて、33万人と言われる精神科病院入院者のうち、7万2,000人の社会的入院者を退院させること、精神障害者として福祉を活用して地域で生活できるようにし、QOLを向上させること、同時に新たな長期入院者はつくらないことを目標とした、11カ年計画です。この計画を実施するために精神科病院は病棟の機能分化を行い、社会復帰病棟が新設され、行政は「こころのバリアフリー宣言」をして退院支援事業（地域生活移行支援事業）を開始したのです。

2) 生活感覚の取り戻しが重要な援助

京都大学医学部附属病院（以下、当院）も、この精神科医療の流れに沿って機能してきました。数年前までは療養型病床として病棟を維持し、患者・家族が思うと同じに、医療者も入院患者を「お預かりします」と受け取り、世間から閉ざされた中でも、比較的広い敷地を緑いっぱいにし、できるだけ患者がのびのび生活できるよう工夫しました。春はお花見、夏は櫓を組んで盆踊りをし、秋は紅葉を楽しみながら収穫した銀杏やさつま芋などの作物をいただき、冬は木立にかかる雪景色を眺めて一年を過ごせるようにしました。また、患者の機能保全のために作業療法を取り入れて、作業をする楽しみや技術の再獲得にも努めてきました。

それでも患者には施設症が起こります。患者も家族も入院していることが当たり

前で、保護された生活に順応してしまい、患者自身の意見や希望にも枠ができていることに気づかなくなります。したがって、グランドデザイン発表後、退院支援を開始して患者へ退院できる力があることを伝えても、にわかには信じられず、「病院から追い出される」「ひどいことをされる」という印象をもたれました。「今さら退院できると言われても……」と困惑される方も少なくありません。元々、精神障害者には急な変化に応じにくい、という特徴があります。一人ひとりの退院後の生活イメージを一緒に考えながら、患者自身が病院の外で生活してみたいという気になるまで、じっくり退院支援を行っていく必要があります。長期の入院中に失ってしまった生活感覚の取り戻しこそが、重要な援助となります。

しかし、患者・家族だけでなく医療者も、このような医療方針の転換ににわかには応じられません。医療者自身の意識改革が必要です。厚労省は医療の転換の基本柱として「国民の理解の深化」「精神医療の改革」「地域生活支援の強化」を掲げ、「精神医療の改革」のなかで医療者への意識の進化を図るために、各職能団体へ研修や活動を通しての研究を行うように促しています。精神科看護領域では2004年から日本精神科看護協会（2014年4月名称変更）が厚労省の命を受けて、退院調整看護師の育成のために研修を開始し、精神科退院調整領域認定看護師（以下、退院調整看護師）が全国の施設で活動しています。今では医療者の意識が変容し、ほとんどの精神科病院で「患者は病状がよくなれば退院する」という観念が定着しつつあります。

もう一つ、精神科領域での退院支援には、上述したような社会的入院患者をつくらない工夫が必要です。救急・急性期病棟のみが診療報酬対象と考えられる昨今では、長期入院は病院維持の可否にもかかわってきます。したがって精神科病院の多くは、病棟の機能を発揮して、精神障害者も「症状がよくなれば退院する」という当たり前の状態になるように努力をしています。しかし、当院には精神科病棟は一つしかありません。長期入院患者と急性期患者が混在するため、二つの退院支援を並行して行わなければならない状況です。

以下に、Kさんへの退院支援の実際をご紹介します。

第一段階　退院支援が必要な患者のスクリーニング

1）退院支援開始までの経過

先に述べた状況のとおり、Kさんも入院後は一生病院で過ごすのが当たり前と思っていました。しかし、当病棟も急性期化することになり、個々の患者の現状を

見直し、退院支援が始まりました。もちろんＫさんも対象です。次々に長期入院の患者さんが退院されるのを見ているので、Ｋさんも自分もいつか退院しなければならないと受け止めているようです。状況に敏感なＫさんはかえって、それを脅威と感じていたかもしれません。

　Ｋさんは、「前の主治医から、あと10年すればよいグループホームができる、退院したらそこに行くとよいと言われているから、あと○年と△カ月したら退院するわ」と事あるごとに話していました。しかし、よいグループホームがいかなるものか、そこでの生活を具体的に語ることはありませんでした。入院中にキーパーソンを失ったＫさんにとって、退院すれば、したことのない独居生活に挑むことになります。Ｋさんが「退院後どのような生活を送りたいと考えているか」を知り、Ｋさんの望む退院支援を行う必要性を感じました。全くの未知の世界に飛び込む勇気をもつことは、健常者でも並大抵のことではないのですから、まずはＫさんが退院後の生活に興味をもつことから退院支援を始めなければなりません。時間をかけ、多職種が連携を取りながらのかかわりが必要です。そこで、長期外泊のたびに交代していた受け持ちを、一人の退院調整看護師に任せることにしました。

2）アセスメントと情報収集

　Ｋさんの病状は病棟内ではおおむね安定し、ADLは自立しているにもかかわらず、退院が困難となっています。受け持ち看護師には、「Ｋさんはこれで幸せなのだろうか」「病院での生活が、その人らしい生活なのだろうか」という疑問がありました。Ｋさんの現状を、以下のように整理しました。

●患者の希望
・夢や希望を問うが、患者は「特にない」と答える。
・退院するならば、前主治医が言ったグループホームか、病院近くでアパートを借りて一人暮らしをする。どちらがよいのか、わからない。グループホームは行ったことがないから、どういうところかわからない。
・グループホームを見学に行くときは、受け持ち看護師に一緒に行ってほしい。それは来年がいい。

●患者が退院できない理由
・患者にとって退院は「いずれしなくてはならないこと」という観念はあるが、できればこのまま入院を継続していたいと考えている。
・病院以外での生活体験が乏しいために、退院後の生活を具体的にイメージできない。
・病院では自立して過ごしているようだが、活動範囲は限られており、病棟のスケジュールに合わせて行動しているために、自発性と決断力が乏しく、一人で自

分の行動を決断することが苦手。
- 人見知りが激しく順応性が乏しい患者にとっては、新しいことを一人で行わなければならないことへの不安と恐怖がある。
- 両親の残してくれた家はあるが老朽化が激しいとの情報で、住めるかどうかわからない。退院後の住居がない。
- 両親の残してくれた家も叔母の家も病院から離れているため、退院後の通院が困難。
- 叔母は高齢で従姉妹とは折り合いが悪く、補佐人とは関係が浅いために患者との信頼関係がまだ樹立していないので、院外で患者を支えるキーパーソンがいない。
- 就労経験もなく、関心がない。両親が残してくれた家を処分すればまとまった資金となるが、今は障害年金以外の収入がなく、経済状況は裕福ではない。にもかかわらず、節約して生活したことがないため、浪費がちである。

● **看護師が期待する展開**
- Ｋさん自身が具体的に退院後の生活イメージをもち、自分の近い将来への展望や希望がもてるようになり、退院への準備ができる。
- Ｋさんの場合、関係性が保てているのは30年余りを過ごしている病院関係者であることや、支援者がないと治療継続ができないだけでなく生活自体が安定しないのではないかと考えるので、退院後は病院近くのグループホームへ入所するか、アパートで独居しながらデイケアを毎日の居場所とする。
- 日常生活スキルの向上を目指してリハビリテーションを進めるが、不足部分は社会資源を利用できるように手配する。主に調理・買い物・掃除への援助と日常的な相談相手（訪問看護）。
- 休憩入院が定期的に必要だと考えるので、状態が不安定になる前に受入先を確保しておく。

● **退院支援をはばむ因子**
- 言い出したらきかない頑固な面があるので、意識変容するには退院への強いプラスイメージが必要だが、外泊・外出での院外の生活に触れる機会が少なく、退院後の生活イメージをもつ手段がない。また人見知りがあるので、退院した患者や入院患者から生活の様子を聞くことができるコミュニケーションの場をもつことができない。
- 日常生活スキルとして、何ができて、何ができないかの査定ができないので、退院後の生活に必要な社会資源をマネジメントできない。できれば外泊で日常生活スキルを査定し、具体的な生活をイメージしながら練習する必要がある。
- 具体的に住む場所が確保できていない。自宅へ戻るか、グループホームへ入所

するか、病院近くに独居するかでは支援方法に大きな差が生じる。そのうえ、支援者をコーディネートする際にマネジメント先が違ってくる。
・実際に院外で生活したときに発揮できるKさんの力を、見極める必要がある。
・精神面でも、状況の変化に容易に対応できず不安定になることがあるので、意図しない状況が起こったときの対処方法について、患者自身で判断して行動できるように訓練する必要がある。
・Kさんは十分に退院の意思をもてない状況だが、支援するべきスタッフも根拠なくKさんは病院にいることが当たり前と考えており、Kさんの退院について強い関心をもっていない。

このように、Kさん自身もスタッフも、Kさんの退院支援への準備は不十分です。Kさんが退院できないとあきらめているのは、スタッフのほうなのかもしれません。Kさんが本当に退院できない状態かどうか、現状をアセスメントしてみようと思います。

第二段階　医療・ケア継続のための看護介入とチーム・アプローチ

1）問題点の整理

Kさんの現状を、医療面と介護面からアセスメントしました（表11-1）。
院内でKさんは自立できているように見えていましたが、単独の生活となるとどれだけ自立した生活ができるのかわかりません。退院しても治療を継続しながら単独での生活をつつがなく送るためには、退院への準備が必要だということがわかりました。

2）院内カンファレンス

主治医とは繰り返しカンファレンスを行い、現状の把握と目標設定および修正、目標達成のための方法について話し合いを進め、結果を看護計画へ反映する形をとっています。
退院支援の最終目標は、「当院近くのグループホームもしくはアパートへ退院し、日中は当院デイケアへ通所する」とし、患者・医療者間で認識を統一しました。
このほかに、①患者の希望を優先し、退院の時期は早急に決めないこと、②十分に退院後の生活設計を吟味し、練習し、納得がいく退院とすること、③ただ

表11-1　医療上の検討課題と生活・介護上の検討課題

医療上の検討課題	①病気に対する認識	・統合失調症であること、服薬が欠かせないことの理解は十分にある。 ・Kさんは人見知りが強く、主治医以外には担当医をおくことを嫌がるので、週1回のみの主治医面接で病状コントロールが可能である。これは、退院した時の外来受診の間隔に匹敵する。
	②服薬行動	・服薬管理は看護師が行っているが、服薬への抵抗はなく、毎食後・睡眠前に自ら服薬行動がとれている。しかし、「服薬自己管理をすること＝退院」と思っているので、服薬自己管理の開始時期については、考慮が必要である。
	③病状	・明らかな幻覚・妄想はない。自己決定力の弱さがあり、一度「気になること」があると納得ができるまでかなり不安定となり、病棟でのきまり事も聞き入れない頑固な面がある。頓用薬では対処困難で、傾聴を繰り返しながら大きな心のゆれが治まるのを待つしかない。
生活・介護上の検討課題	①ADL評価	・身体的・作業的技能では食事・入浴・洗面・排泄・移動に問題はない。 ・病棟内のスケジュールは熟知しているので、時間どおりに問題なく行える。 ・痔出血による軟膏介助を要望するときがある。
	②IADL評価	・調理経験は少ない。 ・洗濯はできるが、服装は夏でも何重にも重ね着をする。 ・掃除や整理整頓は苦手で、声かけが必要。 ・買い物は近くのコンビニエンスストアにのみ単独で出かけることができるが、公共交通機関を用いての外出は単独ではできない。物品の選択に時間がかかる。 ・通信は、必要時に叔母へ電話ができている。信書のやり取りも可能である。 ・財産管理は、現在叔母がしており、成年後見制度をPSWが紹介した。
	③コミュニケーション評価	・通常の会話は可能だが、相談事ができる相手はスタッフを含めてもごく少数のみ。 ・名指しで訴えに来て、意図する回答が得られるまで繰り返し対応を要求することがある。会話内容が妄想に発展する場合が時にみられる。
	④住居評価	・両親が残してくれた自宅があるが、老朽化し売却予定との情報。 ・外泊時は叔母宅へ行くが、従姉妹との関係が悪く苦痛だと訴え、叔母が入院してからは外泊していない。
	⑤職業評価	・就労経験なし。障害年金受給中。 ・遺産があるので就労は考えていないと言うが、遺産額は不明。
	⑥その他の活動の評価	・友人は特になく、長年同室の患者が唯一の友人だと話し、部屋換えをしないように申し入れをする。 ・趣味はないが、テープに吹き込んだ音楽を自床で聞いている。

し、入院は最長でも患者の言う前主治医との約束の日までとすること、もしくは現主治医が当院を離れる機会に合わせることとしました。

　カンファレンスの参加者は、主治医、受け持ち看護師、看護師長、精神保健福祉士（以下、PSW）ですが、全員が揃わないこともしばしばですから、お互いに常にコミュニケーションをとるよう心がけました。そして、患者が非常に緊張しやすい性格であることから、患者参加のカンファレンスは行わず、医療者で話し合いをしていることを伝えたうえで、計画の実施については主治医から患者へ説明をしてもらってから取り掛かるようにしました。スタッフ間のコンセンサスに違いがあると計画実施の際に患者に混乱を生じさせてしまうことになるので、慎重に行いました。

　Kさんは当院に通算すると20年ほどの入院期間になりますが、家族が面会に来ることはごくまれで、今回の受け持ち看護師も直接家族と会ったことはありません。しかし、外泊の受け入れなどの状況を見るかぎり、叔母は患者のよき理解者であることは間違いないといえます。主治医を窓口とし経過を連絡することにしました。

3）病棟における退院支援

　受け持ち看護師による退院支援が始まりました。Kさんへの退院支援の目標と支援内容をまとめました（表11-2）。

●看護計画の変更

　まずは、退院支援を始めるためにKさんやスタッフがともに退院後の生活に視点が置けるようにと考え、看護計画の目標を、「安定した入院生活を送る」から「退院後の社会生活に関心をもつ」「退院後の社会生活に向けて準備ができる」に修正し、計画を変更しました。

　次に、Kさんの希望や夢、退院への意思について、「本当に希望や夢は"別にない"のだろうか、今後も引き続き病院での生活を望んでいるのだろうか、また本当にそうだとしたらそれはなぜだろうか」と考えてみました。

●退院に対する意思

　Kさんは、主治医との面談のなかで、「叔母さんが弱ってしまって私を守ってくれないのなら、早くグループホームに入ります。古い所に入ったらいじめられるから、新しい所ができたらすぐに見学に行きます。また考えが変わるかもしれませんし、どんな様子かPSWに聞いてください。看護師さんには言わないでください。追い出されるかもしれませんから」と話していました。つまり、Kさんは、病院での生活が基盤となってしまっているので、地域での生活が具体的にイメージできず、退院後の新たな生活に不安を感じているだけなのではないか、と考えられまし

表11-2 退院前の目標と支援

	退院までに目指す状態	実施する治療・ケア（支援）
医療上の検討課題	**統合失調症** ①退院後の生活を具体的にイメージできる。 ②抵抗なく退院準備を始めることができる。	●**主治医** ・患者および家族・医療者間の仲介を行い、情報交換・共有。 ・患者の病状変化の有無の査定、治療方針の決定。 ●**受け持ち看護師（退院調整看護師）** ・患者との信頼関係（患者が何でも話して大丈夫と思えるように）を構築する。 ・退院についての患者のイメージを抽出する。 ・退院後どのような生活がしたいか具体的な希望を言語化できるように接する。 ・他患者との仲介をし、単独で生活している人の生活状況を聞く機会を設ける。 ●**精神科医師・看護師** ・「生活準備グループ」の繰り返しの実施、グループ内の調整。 ・患者の変化をアセスメントし受け持ち看護師へ情報提供する。
生活・介護上の検討課題	**IADLの自立** ①調理のレパートリーが増える。 ②単独で買い物に行き、目的の物を予算内で購入できる。	●**OT** ・作業療法（パラレル）を用いて調理・買い物の機会を確保し、スキル向上を図る。 ・受け持ち看護師と情報交換し、日常生活に反映できる作業療法のあり方をアセスメントする。 ●**受け持ち看護師（退院調整看護師）** ・作業療法の進行状況を把握し、日常生活場面で再現可能なものを一緒に実施する。 ・次回の作業療法に対する患者の困りごとを傾聴し、不安軽減を図る。 ・調理した物を試食し評価をするなど、成果に対して肯定的なフィードバックを行う。 ・失敗については、何度失敗しても次回につなげることが重要であると説明し、継続を支援する。 ・OTへ日常生活上のスキルの変化について情報を提供し、作業療法の進行について一緒にアセスメントする。 ・作業療法の進行状況をスタッフへ伝え、日常生活上での実施ができるように支援を依頼する。 ●**PSW** ・患者が利用できる社会資源について情報を収集し、支援者へ提供する。 ・利用希望の社会資源への手続き方法や院外の支援者を調べ連絡調整する。 ・患者へ社会資源活用の効果を主治医とともに説明する。

た。そうだとすれば、看護師が「退院」という言葉を不用意に口にすることは、Kさんにとっては「外へ放り出される」という脅威の言葉となってしまいます。そこで医療スタッフは、Kさんのもつ退院への不安を十分に理解したうえで、退院への意思を育むことから慎重にスタートしなければならない、と考えました。

　ここで大切なことは、日々のかかわりのなかでKさんとの間に十分な信頼関係を築くことです。十分な信頼関係が基盤にあれば、退院についての投げかけをしても動揺は少ないからです。将来に対する希望や夢を見出だすこと、新しい生活に向けての不安を軽減させることを念頭に置き、受け持ち看護師が出勤時は必ずKさんのもとを訪室し、ゆっくり話す機会を作るようにしました。話題については、入院生活のなかで現在楽しいことは何か、ということから始めました。

　こうした働きかけの結果、Kさんは、「特定のドラマを見ること」「スカートを買うこと」「音楽療法に参加すること」が楽しいことだと話すに至りました。受け持ち看護師からは、地域での生活はそれらの楽しいことがもっと広がることである旨を伝え、話題を展開していきました。

　支援を開始してから1年半が経過しました。半年を経過した頃からKさんは「グループホームの見学に受け持ち看護師さんと一緒に出かけたい。相談できるから。」と言い、さらに半年後には「私、グループホームに入るのと、一人で生活するのではどっちが向いていると思う？」と言うようになり、今では「師長さん、2年後には私はもうここにはいないよ。退院しているから」と言いに来るようになりました。そして、その意思を裏づけるように、単身で生活している患者とのコミュニケーションをとり、さまざまな情報を得るようになってきました。いたずら電話被害にあった患者の話を聞いても、退院は怖いと言うのではなく、「どのように対処すればよいかを、一緒に考えてほしい」と言われます。Kさんのなかで、「退院」はもう病院から追い出される脅威ではなくなっているのです。

●生活技能の習得と他者との交流拡大

　また、Kさんが地域で生活できるように障害の程度を査定し、生活の課題や基盤、支援者の存在などについての問題を一つずつ明らかにし、必要な技術習得や資源導入は何かを考えていく必要がありました。生活技能の習得と、他者との交流や活動の場の拡大が必要と考えられ、これらを同時に目指すこととし、生活準備グループ（SST的手法を用いた心理教育：表11-3）や作業療法への参加を促しました。

　Kさんがそれらに参加できたことや、努力していることに対しては、次の自信へつながるよう肯定的な評価を伝えました。また、地域での生活への意欲や関心が高められるようなフィードバックを行うことを心がけました。日常生活においてはKさんの自己決定を尊重し、IADLをKさん自身が遂行できるようかかわり、問題

表11-3 生活準備グループ

1. 生活準備グループとは

　病気の症状とうまく付き合い、退院後の生活の準備を始めるための学習会をいう。

　スタッフはSST的に患者へ介入し、患者の意見を聞きながら困りごとを確認したり、解決策を一緒に検討したりする。また、グループ活動での利点を活用して行う。

　セッションごとに担当講師を置き、看護師がリーダー・コリーダーを担い進行する。

　学習効果を判断するために、開始前後に質問票への記載をしてもらう。

　グループは男女混合で5～6人をめどとする。

　参加は統合失調症もしくは非定型精神病の診断を告知されている患者とし、繰り返しの参加を可能とする。セッションの途中で負担を感じたときは中断も可能。

　8セッションを1クールとして、月1回のペースで開催する。

　1セッションは60分間。スケジュールを開始時に資料とともにファイリングして患者へ手渡し、当日担当看護師により参加を呼びかける。

　最後まで休まずに参加できた患者には、修了証を贈る。

2. プログラムと実施者

1) 病気について知ろう：担当者　医師
    (1) 病気の正しい知識
    (2) 病気について知ろう
2) 薬について知ろう：担当者　病棟薬剤師
    (1) 服薬の必要性
    (2) 薬物療法と抗精神病薬の作用と副作用
3) 日常生活の工夫を考えよう：担当者　看護師
    (1) 基本的な日常生活の過ごし方
    (2) 生活リズムを崩さないための生活の工夫を考えよう
4) 社会生活の工夫を考えよう：担当者　PSW・看護師
    (1) 社会生活で利用できる社会資源
    (2) 周りの人との付き合い方の工夫

のある行動については修正し、さらにPSWと連携を取り利用可能な社会資源の情報提供をしました。

　現在、Kさんは調理のレパートリーが7種類くらいに増えました。次々に作りたい献立を考え、そのレシピの問い合わせに詰所に相談に来ることが増えています。どの看護師もその変化を喜び、対応を重ねています。そして、レシピが覚えられず焦ってしまうKさんに、「失敗しても大丈夫。何回も作ればうまくできるようになるよ」と励ましています。その対応がKさんには効果的で、これまでのように気の済む返答がもらえるまで何度も問い合わせに来ては焦燥感を募らせてしまうことが少なくなってきました。時には「気になること」の回答を自分で答え、看護師

に聞いてもらうだけで納得して帰室することもあります。そればかりか、他の患者の困りごとに対してまでどうしてあげればよいのかを建設的に考え、看護師に伝達できるようになってきました。スーパーへの買い物も、同伴者なしで他の患者と連れ立って出かけられるようになっています。ただし、金銭感覚については見当がつきにくいらしく、「デパートで10万円の老眼鏡を買いたい」と言うことがあるので、毎回、買い物の前後に欲しい物の値段について話し合いをしておくことにしました。このほかにも、長年煩わされていた痔の手術を決断し、看護師はハラハラしながら見守りましたが、無事に手術に臨めました。苦手だった自己決定ができるようになってきたのです。

● 社会資源の活用

　PSWによる社会資源の活用については、成年後見制度を利用しての保佐人による財産管理の話が整いつつあります。この保佐人さんの援助は自宅の処分などにも関与してもらえるので、肝心な住居の決定にもつながります。住居が決定できれば、行政などの院外の支援者が決まるので、実際的な退院支援へ移行できます。

　これらを展開するに当たっては、新たな刺激によって動揺や病状変化を起こしやすいKさんの心理的脆弱性を考慮して、何事もゆっくりとしたペースで、根気強く、慎重に進めました。患者を焦らさないことが、一つの統合失調症患者への退院支援のコツではないかと考えられました。そして、むしろその焦りは支援者自身が感じやすいことも、支援を通して実感することがありました。しかし、この多職種支援では、支援中に生じるこのような焦りを職種間で吸収しあえたので、患者に影響は及びませんでした。

> **第三段階** 　地域や社会資源との連携・調整

　現状はここまでであり、Kさんの退院はまだ具体化していません。しかし、着実にKさんは退院の準備を始めています。これからの退院支援としての構想を記しておきたいと思います。

1） 精神科の退院支援に対する支援制度

　精神科の退院支援については、診療報酬で評価されています。たとえば、多職種で立案した退院支援計画、入院3カ月以上を見込む患者への「精神科退院前訪問指導」です。そのほかに、院内だけの支援では限界があることや地域で安定した生活を維持できるために地域の支援者への仲介を行政が行う「精神障害者退院

促進支援事業」があります。また、「退院促進支援事業」に限らず地域生活支援事業所によっては入院中から住居探しや就労支援を行うところも増えてきました（→資料・212頁）。

2）在宅療養体制の構築

●住宅支援

　Kさんの場合、両親の残してくれた自宅がありますが、老朽化が進みKさんが独居できる状態かどうかは不明です。そのうえ、Kさんは新しく信頼関係を構築することが苦手で、慣れた支援者の下で生活したいと考えて、当院近くでの居住を希望しています。したがって、住居を確保する必要があります。選択方法として二つのポイントがあります。一つは、現在の自宅を処分した資金を元に住居を確保するかどうか。もう一つは、支援者のいるグループホームが適当か、またはアパートに単身生活するかです。

　住宅支援は、Kさんの退院の時期を決定するためにも、社会資源を活用するためにも重要なポイントです。それは、居住地の決定から支援が始まるからです。

●経済的支援

　Kさんはこれまで就労経験がありません。医療費と月々の小遣いは叔母さんから送金されています。現在障害年金を受給中ですが、送金額が障害年金のみで賄われているとは考えにくく、今後の生活設計をしていくなかでは、生活保護受給の申請も検討する必要があります。そして、Kさん自身に生活保護受給の生活とはどれくらいの金銭感覚をもたねばならないかを、外泊を繰り返しながら練習してもらわねばなりません。

●通院・服薬支援

　退院後、自分自身で生活スケジュールを立てながら行動することは、入院生活に慣れたKさんにはかなりの緊張と不安を伴います。うまくいかないことも予測しなければなりません。そして、安定した生活を維持するために、必ず受診・服薬ができるように支援を続ける必要があります。

　通院の維持のためには、障害者自立支援法の申請を行い、ヘルパーの同伴もしくは送り出し援助を受けることを検討します。住居の場所によっては、公共交通機関を利用する必要があるので、一人で利用できるように練習しておくことも大切な退院支援となります。

　毎日の服薬チェックとしては、入院中に服薬自己管理を実施し確実に服薬ができる状態を確保することと、退院後はデイケアへの通所時を利用して服薬忘れがないかをチェックするか、もしくは訪問看護の導入を検討します。

● **日常生活支援**

　食事の確保、掃除・洗濯、その他の各種手続きなどの援助については、生活地図を作成しながら、何をどこでどのように行うかを決定していきます。そうすることによって、Kさん自身が自分ではできないことは自然に援助を受けたいと希望できるからです。そして、Kさんの隠れた力を見出すことができることもありますし、どこのどんな人に援助してもらうかも決定しやすくなります。援助者も、患者の自立のために支援のしすぎを防ぐことができます。実際的には、グループホームの職員、デイ・ナイトケアの支援、障害者自立支援法の福祉ヘルパーや保健所支援員の支援をいただくことになります。

　実際的に支援する場合、院外での練習となります。外出・外泊を利用して、患者が単独で練習することは不安ですから、院内の支援者である看護師やPSWが同伴して支援をするために、「退院前訪問指導」を行います。実際の生活の場で院外の支援者と情報交換を行うだけではなく、院内の支援者と患者との間にある信頼関係を院外の支援者へ拡大していく作業を進めていきます。当院のように訪問機能をもたない施設の場合は、「退院促進事業」の導入を検討します。

● **安心して過ごす場・相談の場の確保**

　長期間複数の患者・職員とともに生活をしてきた患者にとって、単独で過ごすことは厳しいと考えられます。生活地図とともに週間タイムスケジュールを作成し、ある程度の行動と過ごす場の選定をしておくことは、患者が孤独を感じずに生活を維持するための援助となります。さまざまなパターンや導入できる資源を提供し、患者自身が夢を描くように設計できればよいと思っています。

● **状態変化時の受け入れ先の決定**

　Kさんに限らず統合失調症患者にとって刺激の多い日常生活を単身で過ごすことは、かなりストレスの強い状態となります。そこで、疲れ果てて病状の悪化をきたす前に休息をとる入院を勧めています。Kさんの場合も、医療者や支援する関係者が病状悪化のサインをあらかじめ認識し、連絡を取り合って休息入院を勧めていく必要があると考えています。当院を含め、外来通院先や利用するデイ・ナイトケア施設によって利用先を検討し、約束をとりつけておきます。

まとめ

■精神科疾患患者への退院支援のポイント

　Kさんへの退院支援はまだまだ途上にあります。しかし、Kさんや私たち支援者だけでなく、Kさんを取り巻く人々の意識が、退院に向けて動き始めていることは

確かです。何よりも、この支援を始めることでKさん自身が生活を楽しみ、充実感を覚えることで、病状の安定化が進みました。こうした試みこそが、精神科領域においては大切な退院支援だと考えています。

そして、患者個々の状況に合わせて目標と計画を組み、月単位・年単位で進行状況を確認しながら着実に退院支援を続けることが大切な援助だと考えています。そのためには、なかなか退院へ至らないことで起こる医療者のじれったさや焦りを上手に回避しながら、根気強く支援を続けていくことが必要です。多職種でのチーム医療を最大限に駆使して、実践していきたいと考えています。

＊Kさんはその後、記載の退院支援計画により退院されました。在宅療養中には北海道旅行もするなど生活を楽しみ、退院後2年目に永眠されました。

参考文献

1) 天賀谷隆, 他編：実践精神科看護テキスト；第9巻, 退院調整, 精神看護出版, 2010.

Comment

　精神科疾患を有する患者の退院支援・退院調整もまた、重要な社会的課題なのですね。そのための制度が近年急速に充実されてきています。訪問看護ステーションの中にも精神科疾患を主な対象者として展開している事業所が増えてきているようですが、一方では十分な理解がないまま、積極的にかかわることのできていない事業所もあるようです。

　この事例は30年間病院の中で生きてきて、これから一つひとつの社会性を獲得しなおしていくという作業が退院支援そのものなのですね。そのために2年、3年かかることは必要な時間なのではないかと考えます。こうした生活能力を養い、生活の場をつくり上げていくことは大変な作業であり、患者と医療関係者だけでは支えきれないのではないでしょうか。精神科疾患患者の退院支援を円滑に行うために、地域における医療者などの理解を促し、知識や支援技術の向上を図る必要もあるでしょう。また一般市民への啓発も必要なのではないかと考えます。精神科を専門とする医療機関は、地域完結型の医療提供システムを組んでいくにあたり、このような点においても配慮し介入していく役割が期待されていると考えます。

（山田雅子）

資料

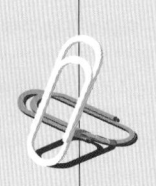

- 障害者総合支援法と介護保険制度の比較

- 訪問看護の利用

- 特定疾患治療研究事業

- 身体障害者手帳

- 精神科の退院支援への支援制度

＊資料は2016年1月現在のものです。

資料

障害者総合支援法と介護保険制度の比較

	障害者総合支援法	介護保険制度
実施主体	市町村	市町村
対象者	①身体障害者福祉法第4条に規定する身体障害者 ②知的障害者福祉法にいう知的障害者のうち18歳以上である者 ③精神保健及び精神障害者福祉に関する法律第5条に規定する精神障害者のうち18歳以上の者 ④児童福祉法に規定されている障害児および精神障害者のうち18歳未満の者 ⑤一定の難病患者　　　　　等	①65歳以上の第1号被保険者のうち介護が必要であると認定された者 ②40歳から64歳の第2号被保険者のうち老化が原因とされる病気（16の特定疾病*）により介護が必要であると認定された人
サービス利用計画作成者	相談支援事業者 利用者本人	地域包括支援センター 居宅介護支援事業者（ケアマネジャー） （利用者本人の作成も可）
サービス体系	①介護給付 ②訓練等給付 ③地域生活支援事業	①介護給付 ②予防給付 ③地域支援事業
主なサービスの種類 （例：介護給付の場合）	①訪問系 ・居宅介護（ホームヘルプ） ・重度訪問介護 ・行動援護　（精神・知的） ・同行援護　（視覚） ②通所系 ・生活介護 ③短期入所系 ・短期入所（ショートステイ） 等	①訪問系 ・訪問介護 ・訪問看護 ・訪問入浴介護 ・訪問リハビリテーション ②通所系 ・通所介護（デイサービス） ・通所リハビリテーション（デイケア） ③短期入所系 ・短期入所生活介護 ・短期入所療養介護
サービス利用	サービスごとに支給決定あり。 個々の介護給付の支給決定は、サービスの利用意向、家族等の介護者の状況、社会参加の状況など概況調査によって得られる勘案事項を加味し、サービスの種類や量が決定される。	要介護度に応じて利用可能。 ケアマネジャーの作成したケアプランに基づき、利用できる。
サービス利用までのプロセス（主な流れ）	①申請 ②認定調査 ③障害支援区分の認定 ④サービス利用意向の聴取 ⑤支給決定案、サービス等利用計画の作成 ⑥支給決定（通知） ⑦サービス利用	①申請 ②認定調査 ③要介護認定 ④認定結果通知 ⑤介護サービス計画（ケアプラン）の作成 ⑥サービス利用

給付上限の設定	支給決定においてサービスごとに支給量を設定	要介護度に応じた区分支給限度額
利用者負担	所得状況により異なる（下記参照）。また世帯での合算額が基準額を超えた場合は、高額障害福祉サービス費が支給される（下記参照）。	利用したサービスの1割または2割負担。ただし、利用者負担の合計（世帯合計額）が利用者負担の上限を超えた場合は、高額介護サービス費として支給される（下記参照）。

●障害者総合支援法における障害者福祉サービスの1カ月の利用者負担の上限

区分	世帯の収入状況	負担上限月額
生活保護	生活保護受給世帯	0円
低所得	市町村民税非課税世帯（注1）	0円
一般1	市町村民税課税世帯（所得割16万円（注2）未満） ※入所施設利用者（20歳以上）、グループホーム・ケアホーム利用者を除く（注3）	9,300円
一般2	上記以外	37,200円

（注1）3人世帯で障害者基礎年金1級受給の場合、収入が概ね300万円以下の世帯が対象。
（注2）収入が概ね600万円以下の世帯が対象。
（注3）入所施設利用者（20歳以上）、グループホーム・ケアホーム利用者は、市町村民税課税世帯の場合、「一般2」となる。

・所得を判断する際の世帯の範囲

種別	世帯の範囲
18歳以上の障害者 （施設に入所する18、19歳を除く）	障害のある方とその配偶者
障害児 （施設に入所する18、19歳を含む）	保護者の属する住民基本台帳での世帯

●介護保険法におけるサービスの1カ月の利用者負担の上限

利用者負担段階区分	上限額（世帯合計）
・現役並み所得者※	44,400円
・一般世帯	37,200円
・住民税世帯非課税	24,600円
・合計所得金額と課税年金収入額の合計が80万円以下の人 　・老齢福祉年金の受給者	15,000円（個人）
・生活保護の受給者 ・利用者負担を15,000円に減額することで、生活保護の受給者とならない場合	15,000円（個人） 15,000円

※同一世帯に課税所得145万円以上の第1号被保険者がいて、収入が単身383万円以上、2人以上520万円以上の人。
●市区町村に「高齢介護サービス費等支給申請書」を提出すること。

＊　特定疾病：がん末期／関節リウマチ／筋萎縮性側索硬化症／後縦靱帯骨化症／骨折を伴う骨粗鬆症／初老期における認知症（アルツハイマー病、脳血管性認知症等）／パーキンソン病関連疾患（進行性核上性麻痺、大脳皮質基底核変性症およびパーキンソン病）／脊髄小脳変性症／脊柱管狭窄症／早老症（ウェルナー症候群等）／多系統萎縮症／糖尿病性神経障害、糖尿病性腎症および糖尿病性網膜症／脳血管疾患／閉塞性動脈硬化症／慢性閉塞性肺疾患／両側の膝関節または股関節に著しい変形を伴う変形性関節症（2016年1月現在）

（資料提供：祐愛会織田病院連携センター）

資料

訪問看護の利用

訪問看護サービスを受ける場合、医療保険または介護保険を利用し、訪問看護ステーションと契約する。サービスの利用開始までの流れは下図のようになる。

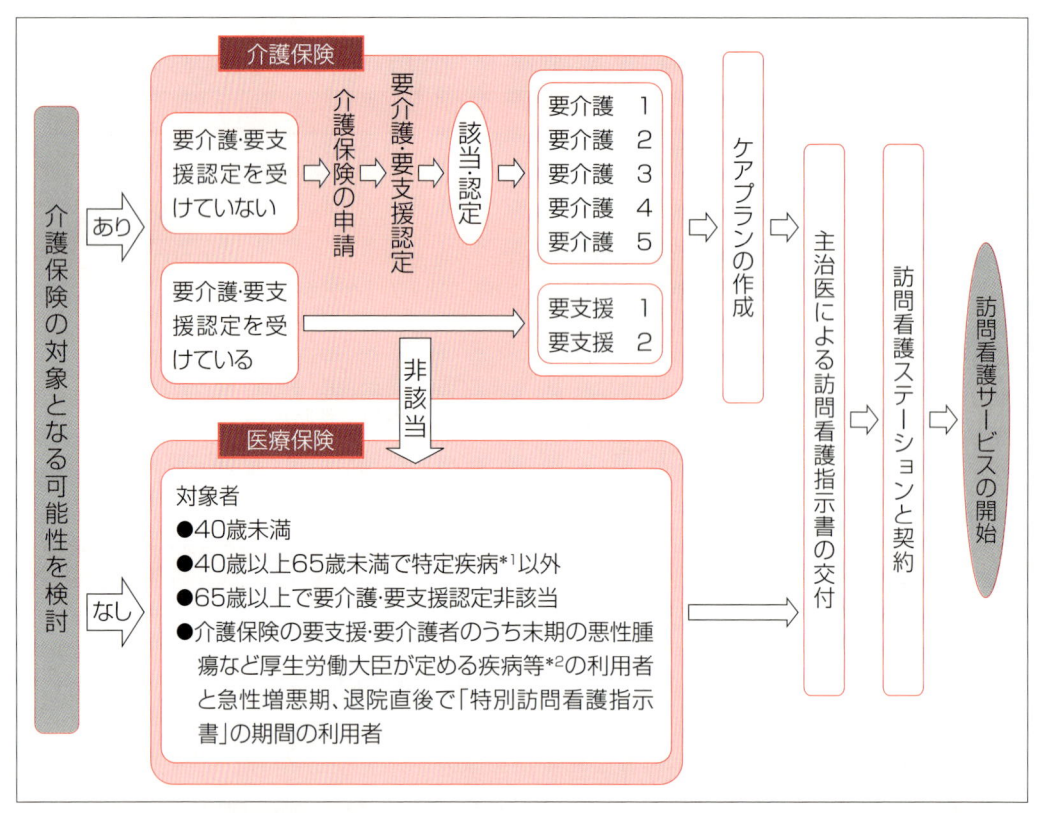

図 訪問看護サービス利用の流れ

（一般社団法人全国訪問看護事業協会：パンフレット「訪問看護ステーション」．2015．より改変）

＊1 **特定疾患** 209頁脚注参照

＊2 **厚生労働大臣が定める疾病等**（2016年1月現在）

　末期の悪性腫瘍／多発性硬化症／重症筋無力症／スモン／筋萎縮性側索硬化症／脊髄小脳変性症／ハンチントン病／進行性筋ジストロフィー症／パーキンソン病関連疾患（進行性核上性麻痺、大脳皮質基底核変性症、パーキンソン病〈ホーエン・ヤールの重症度分類がステージ3以上であって生活機能障害度がⅡ度またはⅢ度のものに限る〉）／多系統萎縮症（線条体黒質変性症、オリーブ橋小脳萎縮症およびシャイ・ドレーガー症候群）／プリオン病／亜急性硬化性全脳炎／ライソゾーム病／副腎白質ジストロフィー／脊髄性筋萎縮症／球脊髄性筋萎縮症／慢性炎症性脱髄性多発神経炎／後天性免疫不全症候群／頸髄損傷／人工呼吸器を使用している状態

特定疾患治療研究事業

特定疾患治療研究事業対象疾患（56疾患）に罹患している場合、「特定疾患医療受給者証」の交付を受けると、治療にかかった自己負担分に対して一部が助成される。

○**対　象**：特定疾患治療研究事業対象疾患（56疾患）に罹患し、医療を受けており、保険診療の際に自己負担がある者
○**申請窓口**：申請者の住所等を管轄する保健所

表　特定疾患治療研究事業対象疾患（56疾患）

疾病番号	疾患名	疾病番号	疾患名	疾病番号	疾患名
01	ベーチェット病	24	モヤモヤ病（ウィリス動脈輪閉塞症）	41	亜急性硬化性全脳炎
02	多発性硬化症	25	ウェゲナー肉芽腫症	42	バット・キアリ（Budd-Chiari）症候群
03	重症筋無力症	26	特発性拡張型（うっ血型）心筋症	43	慢性血栓塞栓性肺高血圧症
04	全身性エリテマトーデス	27	多系統萎縮症 （1）線条体黒質変性症 （2）オリーブ橋小脳萎縮症 （3）シャイ・ドレーガー症候群	44	ライソゾーム病 （1）ライソゾーム病 （2）ファブリー病
05	スモン			45	副腎白質ジストロフィー
06	再生不良性貧血			46	家族性高コレステロール血症（ホモ接合体）
07	サルコイドーシス				
08	筋萎縮性側索硬化症	28	表皮水疱症（接合部型および栄養障害型）	47	脊髄性筋萎縮症
09	強皮症／皮膚筋炎および多発性筋炎	29	膿疱性乾癬	48	球脊髄性筋萎縮症
10	特発性血小板減少性紫斑病	30	広範脊柱管狭窄症	49	慢性炎症性脱髄性多発神経炎
11	結節性動脈周囲炎 （1）結節性多発動脈炎 （2）顕微鏡的多発血管炎	31	原発性胆汁性肝硬変	50	肥大型心筋症
		32	重症急性膵炎	51	拘束型心筋症
12	潰瘍性大腸炎	33	特発性大腿骨頭壊死症	52	ミトコンドリア病
13	大動脈炎症候群	34	混合性結合組織病	53	リンパ脈管筋腫症（LAM）
14	ビュルガー病（バージャー病）	35	原発性免疫不全症候群	54	重症多形滲出性紅斑(急性期)
15	天疱瘡	36	特発性間質性肺炎	55	黄色靭帯骨化症
16	脊髄小脳変性症	37	網膜色素変性症	56	間脳下垂体機能障害 （1）PRL分泌異常症 （2）ゴナドトロピン分泌異常症 （3）ADH分泌異常症 （4）下垂体性TSH分泌異常症 （5）クッシング病 （6）先端巨大症 （7）下垂体機能低下症
17	クローン病	38	プリオン病 （1）クロイツフェルト・ヤコブ病 （2）ゲルストマン・ストロイスラー・シャインカー病 （3）致死性家族性不眠症		
18	難治性肝炎のうち劇症肝炎				
19	悪性関節リウマチ				
20	パーキンソン病関連疾患 （1）進行性核上性麻痺 （2）大脳皮質基底核変性症 （3）パーキンソン病				
21	アミロイドーシス	39	肺動脈性肺高血圧症		
22	後縦靱帯骨化症	40	神経線維腫症Ⅰ型／神経線維腫症Ⅱ型		
23	ハンチントン病				

（2016年1月現在）

資料

身体障害者手帳

　身体障害者福祉法に基づき、障害程度等級表に該当する者に交付される。各種の福祉サービスを受けるために必要となる。障害の程度により1級から6級まで区分がある。
○対　象：障害をもつ18歳以上の者
○申請窓口：福祉事務所（各市町村役場の障害福祉の窓口）
○交付対象となる障害：
　　視覚障害　聴覚または平衡機能障害　音声機能、言語機能またはそしゃく機能障害
　　肢体不自由　心臓機能障害　じん臓機能障害　呼吸器機能障害　ぼうこうまたは直腸
　　機能障害　小腸機能障害　ヒト免疫不全ウイルスによる免疫機能障害　肝臓機能障害

精神科の退院支援への支援制度

■退院促進支援事業

　2003年度から「精神障害者退院促進支援事業」が一部の都道府県で試行され、2006年以降全都道府県および政令指定都市で実施されるようになった。本事業は、精神科病院に入院している精神障害者のうち、症状が安定しており病院外の受け入れ条件が整えば退院可能である者に対し、生活や活動の場を提供するとともに、退院に向けた訓練を行うことで、精神障害者の退院および社会的自立を促進することを目的としている。

　施設からの申請により、支援開始の有無を審議会で協議し、支援開始を決定した者に対し、自立支援員が自立支援計画に基づき、協力施設などにおける訓練や日常生活を営むために必要な退院訓練を対象患者とともにパートナーシップで行う。

　具体的には、自立支援員が対象患者の病院へ訪問して信頼関係を構築し、患者の希望を聞きながら病院スタッフと一緒に今後の生活について検討する。そして、スーパーや作業所、保健所等の役所への外出に同行したり、院外へ出かける機会を作る。また、退院に向けての活動や退院後の生活について、病院・作業所・保健所・福祉事務所などのスタッフが集まる自立支援協議会で検討する。退院決定後は、住まいの準備や買い物、さまざまな手続きを支援し、退院後も生活状況が安定するまでの間、支援を継続する。

　費用は公費でまかなわれるため、利用者負担はない。自立支援員は、都道府県等の委託を受けた精神障害者地域生活支援センターの職員が担当することが多い。

　2008年度には地域体制整備コーディネーターと地域移行推進員（自立支援員）を柱とした「精神障害者地域移行支援特別対策事業」に、2010年度には地域定着支援も行う事業へ見直し、「精神障害者地域移行・地域定着支援事業」となった。2012年度は、65歳以上で5年以上の入院者への「高齢入院患者に対する退院支援」が始まった。なお、同年4月より地域移行支援（住居の確保や新生活の準備等）と地域定着支援（夜間等も含む緊急時の連絡、相談等のサポート）が障害者自立支援法の個別給付になった。

■**精神科退院前訪問指導**

　精神科退院前訪問指導料は、2006年度診療報酬改定で算定可能となり、2012年度改定では、当該患者またはその家族等に対して退院後の療養上の指導を行った場合に、入院中3回（入院期間が6カ月を超えると見込まれる患者には6回）に限り380点が算定できる。看護師や精神保健福祉士等が共同して訪問指導を行った場合は、320点が加算できる。

　退院前の患者の不安を軽減するために、退院前訪問を活用することができるうえ、退院前訪問を行うことによって退院後に生じる問題を予測し、対処することもできる。退院直前は、物理的な退院の準備を行うだけでなく、病棟から地域へ生活を移す時期であるため、支援者も長くかかわってきた病棟スタッフから、新しくかかわる訪問看護・デイケア・作業所のスタッフやホームヘルパーへ変わる重要な時期である。スムーズな移行ができるように、双方の支援者が同時に支援することが大切である。支援内容としては、特に長期入院していた患者にとっては地域での生活様式の変化に戸惑うことばかりであるので、セルフケア一つひとつについて具体的な支援が必要となる。具体的な支援とは、食事・洗濯・掃除・ごみ出し・身だしなみやリモコンなど電化製品の使用方法、金銭管理や交通機関の利用方法、かぎやガス栓の開閉や火の始末などの安全、生活必需品の購入、通信手段、事務手続きのほか、服薬支援や退院への不安の軽減と多岐にわたる。

　効果的に退院前訪問指導を行うには、多職種で計画を立て、訪問指導の主旨をあらかじめ患者と支援者で話し合い、目的をもって行動することが大切であることから、診療報酬による評価がされている。

（資料提供：京都大学医学部附属病院精神科病棟）

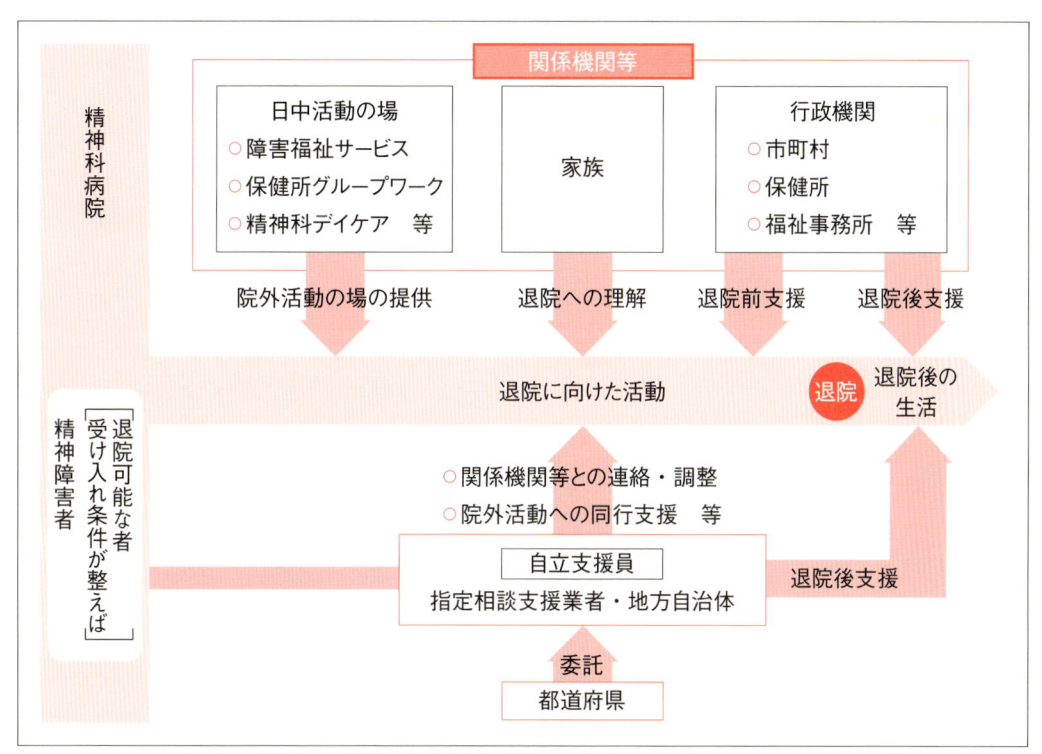

（厚生労働省社会・援護局障害保健福祉部障害福祉課資料「精神障害者の退院促進」より一部改変）

図　精神障害者退院促進支援事業（イメージ図）

索引

あ行

アセスメント 20
意思伝達方法 153
移乗動作の習得 136,139
医療上の検討課題 20
胃瘻管理 96,150,152,170
インスリン（自己）注射 75,79,96,170
院内カンファレンス 23,56,67,79,107,120,133,167,177,197
院内システム 38
衛生材料 29
栄養管理 150,152
嚥下リハビリテーション 168

か行

介護保険の申請 59,69,97,110
外泊 112
かかりつけ医 27,41
看護情報 16
がん終末期 128
がん末期 144
気管カニューレ（管理） 150,152
気管切開部管理 15,150
吸引 150,152
車いす 130
ケアマネジャー 30
経口食摂取介助 168
継続看護 3
更衣 32
後期高齢者 48,64,74,88,103,116,130
後期高齢者退院調整加算 7
　―施設基準 7
高齢者住宅 60
呼吸器疾患 72
骨転移 130

さ行

在宅医 41
在宅ケア 31
在宅酸素療法 64,123
在宅支援依頼票 34,84
在宅中心静脈栄養 123
在宅療養指導管理 28
再入院 88,116,130
酸素ボンベ 65
自助具自立への基準 108
シックデイ対策 87
住宅環境整備 33
主治医意見書 111
障害者自立支援法 184,190
障害者総合支援法 208
食事（介助） 32,183
自立の目標設定 31
視力障害 174
神経難病 160,162
人工呼吸器（管理） 151,152
身体障害者手帳 60,68,156
身体損傷防止 181
心不全 62
水分管理 53,59
スクリーニング 13
スクリーニングシート 8,13
生活・介護上の検討課題 20
生活技能習得 201
生活支援 33
生活準備グループ 201
精神科退院前訪問指導 203
精神科退院調整領域認定看護師 194
精神障害者退院促進支援事業 203

た行

退院加算 6
退院後自宅訪問 188
退院支援 5,10
退院支援依頼表 34
退院支援カンファレンス 23,45
退院支援計画（書） 26
退院支援計画作成加算 6
退院支援指導加算 8
退院時共同指導加算 8
退院時共同指導料 8
退院スクリーニングカンファレンス 97
退院調整 5,10
退院調整加算 6
　―施設基準 6
退院前カンファレンス 34,60,70,84,98,127,141,156,170,186
体重コントロール 53,59
大腿骨頸部骨折 114
聴力障害 174
転院支援（相談） 93
転居 60
電子カルテ 16,97
統合失調症 192
疼痛管理（コントロール） 136
糖尿病 53,86,162
独居 48,74,103

な行

内服管理 87
内服自己管理方法の基準 109
尿道カテーテル管理 96
脳炎後遺症 174
脳血管障害 101
脳卒中センター・カンファレンス 84

は行

排泄 32,83,151,155
排尿管理（コントロール） 54,135,139
排便（コントロール） 54
バルーンカテーテル 136,139
福祉用具 33
服薬管理 57
ペースメーカー管理 54
訪問看護 29,40
保健所保健師 40
保清 32,151,153

ま行・ら行

看取り 123
レスパイト 100

病棟から始める 退院支援・退院調整の実践事例

2009年 2月10日　第1版第1刷発行　　　　　　　　　　＜検印省略＞
2016年 2月10日　第1版第7刷発行

編　集　宇都宮 宏子

発　行　株式会社日本看護協会出版会

〒150-0001 東京都渋谷区神宮前5-8-2　日本看護協会ビル4階
〈注文・問合せ／書店窓口〉TEL/0436-23-3271　FAX/0436-23-3272
〈編集〉TEL/03-5319-7171
http://www.jnapc.co.jp

装　丁　Azone + Associates
DTP　株式会社トライ
印　刷　三報社印刷株式会社

●本書の一部または全部を許可なく複写・複製することは著作権・出版権の侵害になりますので
ご注意ください。

©2009　Printed in Japan　　　　　　　　　　　ISBN 978-4-8180-1390-2